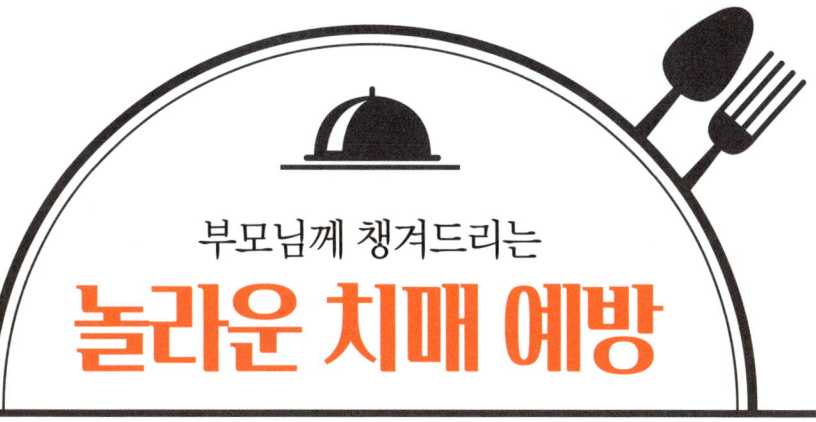

부모님께 챙겨드리는
놀라운 치매 예방
식사를 바꾸면 된다

후지타 코이치로(藤田紘一郎)
도쿄의과치과대학 명예교수·의학박사

〈편집자 설명〉
이 책에서 '돌봄'이란 원서의 '개호(介護)'를 번역한 것입니다.
일본에서 '개호'란, 거동이 불편한 노인, 장애인 등에 대한 식사, 배설, 목욕 등을 지원하는 행위를 말합니다. 우리말로 해석하면 '간병' 행위에 해당한다고 할 수 있습니다. 일본은 고령사회가 진전되고, 자택에서 요양하는 노인 인구가 증가하면서 이런 간병 행위를 보험에 적용하기 위해 2000년 개호보험(介護保險) 제도를 도입하였습니다. 우리나라가 2008년에 실시한 노인장기요양보험과 같은 의미라고 할 수 있습니다.

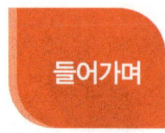

들어가며

부모님의 치매를 막기 위해 자녀가 할 수 있는 것은 많다

저희 아버지는 90세가 넘으셨을 즈음에 치매에 걸리셨습니다.

젊은 시절에는 육군 군의관을 하셔서 저는 만주의 하얼빈시에서 태어났습니다. 제가 4살 때 저희 가족은 겨우 목숨만 챙겨서 귀국했습니다. 그 후 아버지는 미에현 벽촌에 있는 결핵 병원의 원장이 되셨습니다.

아버지는 '자유'라는 말을 그대로 옮겨놓은 것 같은 분으로, 당신이 하고 싶은 것을 마음껏 하시며 사셨습니다. 요양소 부지를 멋대로 개조해서 야구장과 테니스 코트를 만들고, 방화용 저수조를 풀장으로 개조하기까지 하셨습니다.

아버지는 일을 일찍 마치면 직장 사람들이나 저희 가족과 테니스와 야구를 즐기셨습니다. 그리고 밤이 되면 술을 마시러 나가셨습니다. 번 돈은 대부분 술과 여성과의 교제에 써버리는 분이셨습니다. 그래서 집에는 텔레비전도, 자동차도 없었습니다. 제가 의사가 되겠다고 결심한 것도 '아버지 같은 의사라면 나도 할 수 있을 것 같다'고 생각했기 때문이었습니다.

그렇게 극도로 자유로운 아버지셨는데, 마지막에는 동네 노인병원의 근무의사가 되셨습니다. 어느 날 "의사인지 환자인지 알 수 없을 지경이 되었으니

와서 데리고 가라"고 병원에서 전화가 왔습니다. 가족을 전혀 돌보지 않고 자유분방하게 사셨던 아버지셨는 데, 치매에 걸리자 매우 온화하고 마음씨 좋은 할아버지가 되어 있었습니다.

병원에 입원했을 때는 같은 병실의 환자를 가리키면서 "저 환자를 진찰해야 하니 진료기록을 가져오게."라며 간호사에게 지시를 내리셨습니다. 그런 모습을 보면서 '아, 아버지는 치매에 걸리셨어도 평생 의사시구나.' 속으로 감탄하기도 했습니다.

저는 장남이었지만 대학에 진학해 집을 떠난 후 아버지와는 40년이나 떨어져 생활했습니다. 아버지가 돌아가신 것은 저희 집으로 모시고 난 1년 뒤였습니다. 아버지는 평생 의사였던 행복한 인생이셨다고 생각합니다. 아버지를 돌본 쪽에서도 이 책에서 소개한 방법을 실천했기 때문에 비교적 평온하게 지낼 수 있지 않았나 느껴집니다.

아버지는 가족에 대해서는 무책임했지만, 환자에게는 돈이 있고 없고를 떠나서 매일 즐거운 모습으로 열심히 진료하셨습니다.

그 영향 때문일까요? 저는 '다른 사람에게 어떤 소리를 듣든, 돈이 있든 없든, 좋아하는 일을 하는 것이 최고'라고 생각하게 되었습니다. 아버지처럼 '평생 현역'이 되는 것을 저의 목표로 삼고, 좋아하는 일을 하기 위해서 바쁘게 일하고 있습니다.

아버지는 자녀를 위해서 무언가를 해주는 사람은 아니셨지만, 지금 생각해 보면 아버지의 등 너머로 배운 것이 많았던 것 같습니다.

단 한 가지 후회가 있다고 한다면, 아버지가 치매에 걸리시기 전에 할 수 있는 것이 더 많이 있지 않았을까 하는 것입니다. 자신의 건강에 무관심하고, 당뇨병도 있던 아버지셨기 때문에 더더욱 장남이자 의사인 제가 주의시킬 수 있는 것도 많았다고 요즘에 와서 자주 생각합니다.

이렇게 생각하게 된 것은 저 자신도 80세가 되어 가족으로부터 "아버지, 치매에 걸리시면 안 돼요."라는 말을 자주 듣게 되었기 때문입니다. 특히 큰딸은 걸어서 2분 정도 되는 곳에 살고 있어 자주 놀러 오거나 전화를 합니다. 저에게 무슨 일이 생기면 자기가 보살펴야 한다고 생각하고 있는지도 모릅니다.

더군다나 최근에는 저희 여동생도 약간 치매 기미를 보이고 있습니다. 치과 의사를 하던 여동생은 아직도 독신입니다. 저희 아내의 언니도 독신인데 역시 약간 치매 기미가 있습니다. 앞으로 어떻게 해야 하나 우려하던 상황이 저의 눈앞에도 다가오고 있는 것입니다.

이러한 상황에 놓인 사람이 지금 일본에는 많이 있습니다.

후생노동성의 발표에 따르면 일본의 치매 환자 수는 2012년에 462만 명으로, 65세 이상의 약 7명 중 1명이라고 추계했습니다. 더구나 2025년에는 5명 중 1명이 될 것이라는 추계도 있습니다. 결코 남의 일이라고 할 수 없는 숫자입니다.

그런데 대다수는 치매라는 질병을 특별한 것이라고 생각하고 있습니다. 모든 사람이 '나하고는 관계없다'고 막연히 느끼고 있는 것입니다. 하지만 치매는 고령이 될수록 발병 위험이 커지는 질병입니다. 이 책에도 썼지만, 살아있는 한 누구나가 걸릴 가능성이 높은 질병이라고 생각하는 편이 좋습니다.

일본은 세계 최고의 장수 국가입니다. 2018년 일본인의 평균 수명은 여성 87.32세, 남성 81.25세로, 모두 최고치를 경신했습니다. 앞으로도 고령자가 증가해 갈 것은 틀림없습니다. 그것은 결국 치매에 걸리는 사람이 계속해서 늘어간다는 것이기도 합니다.

자립해서 생활할 수 있는 연령을 '건강 수명'이라고 합니다. 이 건강 수명이 2016년 현재, 여성 74.79세, 남성 72.14세라고 공표되었습니다. 간단히 계산해도 평균 수명과 약 10년이나 차이가 있습니다.

이것이 어떤 의미인지 아시겠습니까?

약 10년이나 되는 기간을 일본인 중 다수는 간병과 돌봄이 필요한 몸으로 살아간다는 뜻입니다. 그중에는 치매를 앓고 있는 사람도 포함됩니다.

그렇다면 그러한 장기간에 걸친 돌봄을 담당하는 것은 누구일까요? 현재 사회적으로 많은 돌봄서비스가 준비되어 있습니다. 그리고 그러한 서비스를 최대한 활용하는 것도 중요합니다. 그러나 핵심이 되어 돌봄을 실천해야 하는 것이 가족이라는 사실은 예나 지금이나 다르지 않습니다.

가족 중 고령자가 있는 사람은 모두 생각할 것입니다.

'가능하다면 치매만은 걸리지 않으셨으면 좋겠는데.'

그렇게 생각하는 것은 치매 환자 돌봄의 어려움을 전해 들었기 때문이라고 생각합니다.

더구나 최근에는 고령자의 교통사고도 많아지고 있습니다. 치매에 걸리지 않더라도 브레이크와 액셀 조작 실수, 핸들 조작 실수, 역주행 등은 고령이 될수록 일으키기 쉬워집니다. 이러한 것도 이 책에서 이야기하겠지만, 뇌의 '인지 기능'이라는 부분은 연령 증가와 함께 쇠약해지기 쉽기 때문입니다.

그렇기 때문에 혹시라도 사람의 생명이나 건강을 해치게 되는 일이 생긴다면……. 부모님이 고령인 사람은 모두 불안감을 가지고 있을 것입니다. 하지만 중대한 사실이 있습니다. 치매는 예방할 수 있는 질병이라는 점입니다.

나이가 들면 누구라도 걸릴 가능성이 높은 질병이지만 예방할 수도 있습니다. 그렇다면 예방에 주의를 기울이는 편이 훨씬 좋지 않을까요?

치매 예방책은 식사와 생활 속에 있습니다.

가능하다면 본인이 예방하는 것이 가장 좋습니다. 하지만 저희 아버지처럼 자신의 건강에는 무관심한 고령자가 적지 않습니다. 또한 노력하고 있지만 충분하지 않은 사람도 많이 있습니다.

그럴 때일수록 자녀의 도움이 매우 중요합니다. 자녀가 치매라는 질병을 이해하고 함께 예방을 위해 노력해 준다면, 부모님께 이것만큼 든든한 것은 없을 것입니다. 자녀에게도 부모님이 치매에 걸리신 후에 열심히 돌봄 생활을 하는 것보다 지금 치매에 걸리시기 전에 예방을 위해 함께 노력해 가는 편이 훨씬 간단하고 수월합니다.

그것을 위해서는 무엇을 알고 어떤 것을 하면 좋을까요? 이제 이 책에서 알기 쉽게 해설해 가도록 하겠습니다.

후지타 코이치로 (藤田紘一郎)

추천의 글

　치매는 치료도 예방도 할 수 없는 난치병'으로 여기던 시각에 변화가 일기 시작했습니다.
　치매는 여러 영역에 인지 손상이 발생하여 지능과 기억, 언어, 문제 해결 능력, 지남력 뿐만 아니라 판단력, 사회 기능에도 장애가 생겨 일상생활이 어려워지는 것이 일반적인 증상으로 일단 치매로 진단받은 이후에는 정상적인 수준으로 회복하기가 어렵습니다.
　치매는 발병 전 단계로 경도인지장애를 겪게 되는 데, 이는 기억력 저하는 관찰되지만 사회적, 직업적 기능의 저하가 없어 일상생활이 가능 합니다. 따라서 집중적으로 관리할 경우 뇌기능을 회복하면서 치매 발병률을 늦출 수가 있습니다.
　치매의 원인은 유전적 요인과 만성질환 등 다양하지만 원인의 상당 부분이 살아 온 생활습관과 연관이 있어서 일상습관을 바꾸면 치매와 멀어질 수 있습니다. 그것은 일상속에서 규칙적인 운동, 스트레스 관리, 긍정적인 사고, 충분한 수면, 그리고 식습관을 통한 영양 관리 등입니다.

특히 치매는 전신 염증과도 관련이 있어 항염증 기능을 하는 식품을 고르고, 혈당이나 혈중 콜레스테롤을 정상적으로 유지하는 데 도움이 되는 식사습관을 갖는 것이 중요합니다. 그리고 전문가와 상담을 통해서 뇌신경세포 활성에 도움이 되는 포스파티딜이나 뇌독성물질 축적을 방해하는 영양 성분을 섭취하는 것도 치매를 예방하는 중요한 습관이 될 수 있습니다.

이 책은 일본의 저명한 의사이자 저술가인 후지타 코이치로 교수가 환자 진료를 하면서 얻은 임상 현장의 경험을 토대로, 치매를 예방하기 위하여 무엇을 어떻게 먹을 것인가를 정리한 것입니다. 특히 의사였던 아버지가 치매 증상을 보이는데도 자신의 건강관리에 무심한 상황을 보면서 자녀가 부모님의 치매를 예방하는데 어떻게 도움이 될 수 있는지를 설명하고 있습니다. 부모님이 치매가 걸린 후에 자녀로서 정성스러운 돌봄을 하는 것보다 중요한 것은, 부모님이 치매로부터 멀어지기 위해 지금 바로 자녀가 해드릴 수 있는 방법을 실천하는 것입니다.

우리나라 65세 이상 노인의 치매 유병률은 2020년 10.3%, 2030년 10.6%, 2040년 12.7%, 2050년 16.1%로 매년 급증할 것으로 추정하고 있습니다.
이제 치매 예방을 위해서는 가족이 함께 질병을 이해하고 관리해야 합니다. 이 책은 자녀가 부모님께 드리는 매우 귀한 선물이 될 것입니다.

약학박사 주경미

들어가며 ··· 2
부모님의 치매를 예방하기 위해 자녀가 할 수 있는 것은 많다

추천의 글 ··· 6

제 1 장
부모님이 70세가 넘으면 '아침 식사'를 거르게 한다

▽ 예방법이 있는데 실천하지 않는 것은 안타깝다! ·················· 14
▽ 머리를 다치고 나서 깨달은 '치매'의 괴로움 ······················· 15
▽ '아침 식사'를 거름으로써 치매를 예방할 수 있다 ················ 17
▽ 공복 시간을 길게 하면 뇌세포가 다시 젊어진다 ·················· 19
▽ 식사 간격은 가능한 한 길게 한다 ···································· 21
▽ 아침 식사 대신에 'MCT 오일'이 들어간 커피를 드시게 하라 ··· 23
▽ 치매란 뇌 속에 '쓰레기'가 방치되는 것 ···························· 25
▽ 몸을 보호하는 '면역세포'가 치매를 가속시킨다 ··················· 27
▽ 10년 후에는 65세 이상의 5명 중 1명은 치매 ··················· 29
▽ 치매는 약으로 낫지 않는다 ·· 30
▽ 부모님이 치매에 걸릴지는 젊은 시절의 체형으로 알 수 있다 ··· 31
▽ 치매는 20년 이상에 걸쳐 일어난다 ································· 33
▽ 부모님께는 '칼슘이 들어있는 생수'를 준비해 드린다 ············ 35
▽ 왜 칼슘이 뇌졸중을 막는가 ·· 37
▽ 노화란 몸에서 수분이 상실되어 가는 것 ··························· 40
▽ 치매를 막는 아침과 저녁에 마시는 물 한 잔 ······················ 42
▽ 부모님이 '운전을 그만둘 때'라고 생각하시게 하는 방법 ········· 44
▽ '사는 재미'가 있는 부모님은 돌봄이 필요 없다 ··················· 47
▽ 만보기는 치매 예방을 위한 최고의 선물 ··························· 49
▽ 걷는 시간은 하루 24분이면 된다 ···································· 51

부모님께 챙겨드리는
놀라운 치매 예방
식사를 바꾸면 된다

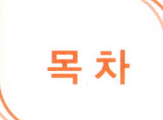

CONTENTS

제 2 장
하얀색 주식(主食)은 드시지 않게 한다

▽ 치매란 '뇌의 당뇨병'이다 …………………………………………… 56
▽ 당뇨병은 뇌를 '연료 부족' 상태로 만든다 ………………………… 57
▽ 오후에 먹는 간식은 단것을 드시게 해서는 안 된다 ……………… 58
▽ 하얀색 주식(主食)은 뇌세포를 쓰레기로 만든다 ………………… 60
▽ 50세가 넘으면 부모님도 당신도 하얀색 주식(主食)은 먹지 않는다 ……… 61
▽ 젊을 때와 같은 식생활을 계속하면 '뇌의 쓰레기'는 늘어간다 ……… 63
▽ 처음에는 채소부터 드시게 한다 …………………………………… 65
▽ 나는 중도(重度) 당뇨병을 '당질 제한'으로 고쳤다 ……………… 66
▽ 부모님께 드리는 선물은 과자 대신 '고기', '달걀', '생선'을! ……… 68
▽ '당질(糖質)을 제한'하면 부모님은 점점 온화해진다 ……………… 70
▽ 고령자일수록 고기를 먹는 것이 좋다 ……………………………… 72
▽ 고기를 드시게 한다면 주 2회가 가장 좋다 ………………………… 74
▽ 수명이 80세인 사람과 100세인 사람은 무엇이 다른가? …………… 76
▽ 부모님이 치매에 걸리지 않게 하는 최고의 요리 – 버섯전골 ……… 78
▽ 술은 두 잔까지는 드시게 하는 것이 좋다 …………………………… 80

제 3 장
'매운 것', '쓴맛이 나는 것'을 드시게 한다

▽ 지중해 요리를 먹는 사람에게 치매가 적은 이유 ································ 84
▽ 치매에 걸리지 않게 하기 위해서 향신채를 듬뿍 사용한다 ················ 87
▽ '마늘 간장'과 '마늘 된장'을 선물한다 ·· 89
▽ 뇌혈관에 좋은, 삶지 않은 브로콜리 ··· 91
▽ 부모님 댁의 식용유는 반드시 'EV 올리브유'로 바꾸게 한다 ············ 92
▽ 치매 예방에 좋은 생선을 많이 드시게 한다! ····································· 96
▽ 편의점 도시락을 자주 드시는 부모님께는 아마인유나
　 들기름을 보내 드린다 ·· 98
▽ 치매 방지로 주목받기 시작한 닭가슴살과 가리비 내장 ··················· 100
▽ '쌀겨 가루'에는 치매를 억제하는 힘이 있다 ···································· 102
▽ 왜 인도사람에게는 치매가 적은가? ··· 104
▽ 하루 한 번 미지근한 목욕물에 들어가시게 한다 ····························· 105
▽ 치매 방지에 매우 효과적인 커피와 녹차 ··· 107

제 4 장
부모님의 '마이 유산균'을 안다

▽ 부모님의 변비는 치매 신호 ·· 112
▽ '장(腸) 연령'이 젊은 부모님일수록 치매에 잘 걸리지 않는다 ················ 113
▽ '날씬균'이 많은 사람은 치매에 잘 걸리지 않는다 ························· 115
▽ 고령의 부모님일수록 '끈끈한 식품'을 많이 드시게 한다 ················· 116
▽ 혼자 사시는 부모님께는 정기적으로 '양배추 초절임'을 보내드린다 ········ 119
▽ 부모님의 '마이 유산균'을 안다 ·· 123
▽ 치매에도 장수에도 좋은, 된장국의 엄청난 힘 ························· 126
▽ 만일 장에 좋은 것을 먹고 있는데 배가 아프면? ························· 129
▽ 만일 부모님의 고집이 세졌다면 유해균이 늘어난 것이다 ················· 131
▽ '장(腸) 비틀기 체조'로 배를 따끈따끈하게 한다 ························· 133
▽ 부모님께 "이제 연세 드셨으니까"라고 말해서는 안 된다! ················· 135
▽ 20대 시절의 환경을 재현하면 뇌가 젊어진다 ··························· 137

마치며 ·· 140

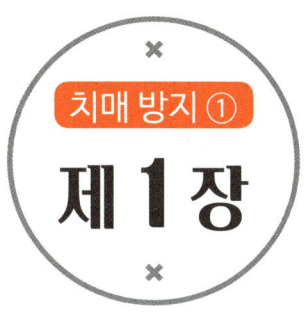

제 1 장
치매 방지 ①

부모님이 70세가 넘으면 '아침 식사'는 거르게 한다

예방법이 있는데
실천하지 않는 것은 안타깝다!

　부모는 자녀 인생에 버팀목이 되는 존재가 되어야지 자녀 인생에 부담이 되어서는 안 된다고, 저는 오랫동안 생각해 왔습니다. 하지만 인생이 그렇게 순조롭게만 흘러가지 않는다는 것을 80세가 되어서 자각하게 되었습니다.
　최근 저는 '손발이 떨린다(진전)', '근육이 굳어진다(근고축)', '움직임이 늦다(무동)', '균형 잡기 힘들다(자세 반사 장애)' 같은 4가지 증상이 때때로 나타나는 것을 알게 되었습니다. 이러한 것들은 파킨슨병에 걸렸을 때 나타나는 증상입니다. 파킨슨병은 운동기능에 장애가 생기는 질병으로, 40~50세 이후에 증상이 나타나는 경우가 많습니다. 처음에는 손발이 굳는 등 가벼운 증상에서 시작해 서서히 진행되는데, 결국 거동불능이 되기도 합니다. 게다가 치매나 우울증과 함께 발생하는 경우가 많은 질병입니다.
　아마 저는 아주 초기의 파킨슨병이지 않을까 생각하고 있습니다.
　전문의의 진단을 받은 것은 아닙니다. 저 자신이 의사이기 때문에 대략적인 것은 알고 있으며, 여러 논문에서 질병에 대한 지식을 얻을 수도 있습니다. 이대로 방치하면 저에게 어떤 일이 일어날지도 이해하고 있습니다. 하지만 저는 전혀 비관하지 않습니다. 그렇게 되지 않기 위해 할 수 있는 일이 많이 있다는 것 또한 알고 있기 때문입니다. 실제로 파킨슨병의 증상을 악화시켜서 치매를 발생시키지 않도록 하기 위한 대책을 매일 실천하고 있습니다. 그런데 대부분 고령자들은 어떤 대책도 실천하고 있지 않은 것 같습니다. 막상 직면해 보지 않으면 어딘지 남의 일처럼 느껴지는 것이 치매라는 병일 것입니다. 예방하는 방법이 있는데도 실천하지 않는 것은 안타까운 일입니다. 그러면 부모 돌봄을 떠맡을지도 모르는 가족은 어떨까요? 가능하다면 부모님이 치매에 걸리지 않으셨으면 좋겠다는 것이 자녀들의 솔직한 바람이지 않을까요? 치매는 걸린 후에 돌보는 것보다 걸리기 전에 예방하는 것이 더 간단합니다. 그것을 위해 지금 자녀가 부모님께 해드릴 수 있는 일은 많이 있습니다.

머리를 다치고 나서 깨달은 '치매'의 괴로움

저는 이전에 머리를 세게 부딪힌 적이 있습니다. 밤중에 화장실에 가려고 할 때 침대 다리에 걸려 넘어졌습니다.

나이가 들면 자신은 주의한다고 해도 낙상하는 경우가 생기는 법입니다. 운동신경과 체력에 자신이 있는 사람일수록 고령이 되었을 때 그런 자신감이 화가 되어 오히려 넘어지는 경우가 많은 것 같습니다. 우리 부모님은 아직 건강하기 때문에 문제없다고 안심해서는 안 됩니다.

생각해 보면 파킨슨병 같은 증상이 발생하게 된 계기는 그 때문입니다. 하지만 저 자신은 넘어졌던 일 따위는 까맣게 잊고 있었습니다.

그런데 며칠이 지나자, 가끔 두통을 느끼고 항상 기분이 상쾌하지 않고 우울한 경우가 많아졌습니다. 모르는 사이에 오른쪽 다리를 끌면서 걷고, 강연 중에 말문이 막히는 경우도 생겼습니다.

실금(失禁)을 했을 때는 급작스럽게 치매에 걸린 것은 아닌가 두려움을 느끼게 되었습니다.

무엇보다 괴로웠던 것은 날이 갈수록 글씨를 쓸 수 없게 된 것입니다.

'아, 이것으로 내 인생은 끝났구나' 절망적인 기분이 되어 죽어버리고 싶다는 기분도 들었습니다. 하지만 병원에 가는 것은 망설여졌습니다. '나는 아직 괜찮다'라는 마음과 '치매라고 진단받으면 어쩌나'라는 마음이 섞여 있었기 때문입니다.

결국에는 가족으로부터 병원에 가라는 강한 질책을 듣고 나서야 저는 마지못해 영상 검사를 받았습니다. 그러자 전혀 예상하지 않았던 거대한 혈종이 좌뇌를 압박하고 있다는 것을 알았습니다. 진단명은 '만성경막하혈종'이었습니다.

그날 밤 혈종을 **빼내기** 위한 천두(穿頭)드레이니지수술을 긴급하게 받았습니다. 이때서야 2개월 정도 전에 머리를 세게 부딪혔다는 것이 생각났습니다. 수술 다음 날에는 글씨를 이전처럼 막힘없이 쓸 수 있게 되고, 발음도 똑바로 할 수 있게 되고, 기분도 확실히 밝아지고, 거의 이전과 같은 상태가 되었습니다.

'결국 치매에 걸렸구나' 하는 자각이 들었던 그때를 지금도 잊지 못합니다. 여러 일을 할 수 없게 되고, 모든 것을 잊어버리게 된다는 공포와 불안을 온몸으로 느꼈습니다.

나이가 들면 자신은 주의한다고 해도
낙상하는 경우가 생기는 법입니다.
운동신경과 체력에 자신이 있는 사람일수록 고령이 되었을 때
그런 자신감이 화가 되어 오히려 넘어지는 경우가 많은 것 같습니다.
우리 부모님은 건강하기 때문에
아직 문제없다고 안심해서는 안 됩니다.

'아침 식사'를 거름으로써 치매를 예방할 수 있다

 그 후 저는 순조롭게 회복되어 가는 것 같이 보였습니다. 하지만 그렇게 간단하지는 않았습니다. 그로부터 6년이 지났지만, 파킨슨병이라고 생각되는 4가지 증상은 어느 무렵부터 점점 강해져 갔습니다. 머리를 세게 부딪힘으로써 뇌와 뇌를 둘러싼 수막이 상처를 입어 뇌세포의 염증이 퍼져 버렸기 때문이라고 저는 분석하고 있습니다.
 치매의 원인은 아직 완전히 해명된 것은 아닙니다. 하지만 점점 상세한 것이 밝혀지고 있습니다. 최대의 문제는 뇌 속에서 발생하는 염증입니다.
 염증이란 몸속에서 발생한 '화재(火災)' 같은 것입니다. 이것은 면역 작용에 의해 일어납니다. 면역이란 인간의 몸에 장착된, 질병을 막고 낫게 하는 시스템을 말합니다. 다양한 역할을 가진 세포와 조직이 하나의 팀이 되어 함께 작용합니다.
 예를 들어 감기에 걸리면 열이 오르고 기침, 콧물, 관절통, 나른함 등의 증상이 일어납니다. 이것은 면역세포가 병원균과 세포를 죽이기 위해 싸우고 있어서 발생하는 '화재'입니다. 다치면 빨갛게 부어오르고 매우 아픕니다. 이것도 면역세포가 환부를 낫게 하려고 작용하는 과정에서 염증이 발생하고 있기 때문에 일어나는 증상입니다.
 한마디로 염증이란 면역이 이물질을 퇴치하고 신체를 낫게 하고자 하는 반응을 말합니다. 신체를 건강하게 정비하기 위해서는 필요한 반응이지요. 문제가 되는 것은 염증 반응이 너무 강하게 나타나는 것입니다. 이렇게 되면 면역세포가 건강한 세포까지 공격해서 염증이 악화되어 갑니다.
 사람의 뇌는 누구나 연령 증가와 더불어 염증이 확산되기 쉬운 상태가 됩니다. 그렇기 때문에 치매를 예방하고 개선해 가기 위해서는 뇌 속의 염증을 가라앉혀야 합니다. 그것을 위해서 매우 좋은 방법이 있습니다. '아침 식사'

를 거르는 것입니다.

  저는 이제까지 하루 세끼를 꼬박꼬박 먹어 왔습니다. 그것이 건강에 중요하다고 믿었기 때문입니다. 그런데 아침 식사를 거르기 시작한 무렵, 파킨슨병과 유사한 증상이 저 자신도 놀랄 정도로 완화되었습니다. 염증이 가라앉았다는 증거입니다. 뇌의 염증이 확산되기 쉬워지는 70세를 넘은 무렵부터 치매에 걸리는 사람이 매우 많아집니다. 이를 막기 위해서는 우선 아침 식사를 거르는 것부터 시작하면 좋습니다.

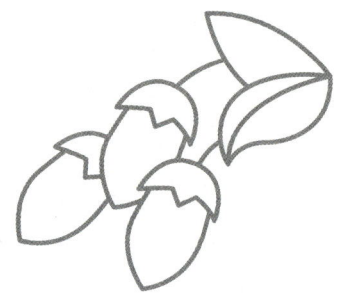

염증이란 몸속에서 발생한 '화재(火災)' 같은 것입니다.
이것은 면역 작용에 의해 일어납니다.
면역이란 인간의 몸에 장착된,
질병을 막고 낫게 하는 시스템을 말합니다.
다양한 역할을 가진 세포와 조직이
하나의 팀이 되어 함께 작용합니다.

공복 시간을 길게 하면 뇌세포가 다시 젊어진다

60대까지는 아침 식사를 해도 좋다고 생각합니다. 하지만 70세를 넘은 부모님께는 아침 식사를 거르시라고 이야기해 줍시다. 그렇게 하는 것이 서서히 확산되기 쉬운 뇌의 염증을 가라앉히는 데 도움이 되기 때문입니다. 왜 그럴까요? 식사를 하지 않는 시간이 길어지면 '케톤체'라는 물질이 몸 안에서 만들어지기 때문입니다.

단식을 하거나, 밥 같은 탄수화물을 먹지 않거나, 격렬한 운동을 하거나 하면 몸은 포도당이 현저하게 줄어든 상태가 됩니다. 이때 케톤체가 나타납니다.

케톤체는 포도당이 부족했을 때 몸에 축적된 중성지방을 사용해서 생산되는 에너지원입니다. 70세가 넘으면 격렬한 운동은 오히려 몸에 해롭습니다. 그렇기 때문에 케톤체를 만드는 몸이 되기 위해서는 운동이 아니라, 식사와 식사 사이의 간격을 길게 하는 것이 매우 중요합니다.

"포도당은 뇌의 유일한 에너지원이다. 그래서 포도당이 부족하면 뇌는 에너지를 얻을 수 없게 되어 기능이 나빠지거나 머리가 멍하게 된다."고 말하는 사람이 있습니다. 이것은 예전의 영양학입니다. 뇌는 포도당뿐 아니라 케톤체도 에너지원으로 역할을 합니다. 더구나 포도당보다 케톤체가 훨씬 더 모든 세포에 사용하기 쉬운 에너지원이라는 것이 밝혀졌습니다.

케톤체는 뇌 신경세포의 에너지원도 됩니다. 이 케톤체는 'β-하이드록시부티르산', '아세토초산', '아세톤'의 총칭입니다. 그 중 'β-하이드록시부티르산'에는 염증을 강력하게 억제하는 작용이 있다는 것이 밝혀졌습니다.

뇌가 케톤체를 에너지원으로 사용하게 되면 뇌세포의 염증이 억제되므로 기능이 좋아지고, 이를 통해 뇌의 상태가 좋아진다고 합니다.

케톤체를 사용할 수 있는 신체가 되기 위해서는 70세가 넘으면 아침 식사를 거르는 편이 좋다고 앞서 말씀드렸습니다. 그러면 뇌의 염증이 억제되어 치매가 예방됩니다. 그 메커니즘에 대해 좀 더 자세히 살펴봅시다.

우리의 몸은 식품에 포함된 포도당을 사용하여 에너지를 만들어냅니다. 그 에너지는 인간의 모든 활동에 소비됩니다. 에너지를 계속 소비함으로써 혈액 속 포도당(글루코스)이 줄어들면, 간은 비축되어 있던 글리코겐으로 포도당을 만들어냅니다. 이것을 '당신생(糖新生)'이라고 합니다. 글리코겐이란 포도당이 대량으로 연결되어 만들어진 다당을 말합니다.

몸은 수면 중에도 다양한 활동을 해서 대량의 에너지를 소비하고 있습니다. 저녁에 섭취한 포도당은 수면 중에 소비됩니다. 그래서 그다음에 사용되는 것이 간에 비축된 글리코겐입니다. 이 포도당 신생합성으로 만들어진 포도당도 우리가 자는 동안 거의 사용되어 버립니다.

여기서 아침밥을 먹으면 포도당이 보급됩니다. 하지만 그대로 아침 식사를 거르고 단식을 계속하면 어떻게 될까요? 에너지 부족을 해결하기 위해서 이번에는 몸에 축적된 중성지방을 분해해서 케톤체 생산을 시작합니다. 그대로 점심 식사 때까지 아무것도 먹지 않으면 케톤체가 대량으로 만들어져 몸속을 순환하게 될 것입니다. 그것에 의해 뇌 속의 염증이 완화되고, 뇌가 젊어지는 흐름을 만들어 갈 수 있게 되는 것입니다.

케톤체를 확실히 사용할 수 있는 신체가 되는 것은 치매뿐 아니라, 사실은 암 예방에도 좋다는 것이 밝혀졌습니다.

제 친구 중에 교토에 있는 절의 주지 스님이 있습니다. 그 친구는 5년 전에 경성 위암이라고 진단받았습니다. 5년 생존율이 7퍼센트 미만이라는 난치성 암입니다. 저는 그 주지 스님에게 밥과 같은 주식과 단 음식을 피하고 채소, 생선, 고기를 챙겨 먹을 것, 그리고 아침 식사를 거르고 절식(絶食) 시간을 매일 길게 가지도록 이야기해 주었습니다. 케톤체에는 암의 원인이 되는 산화를 억제하는 '항산화 작용'도 있기 때문입니다. 그 주지 스님은 제가 가르쳐준 대로 확실히 지킨 것 같습니다. 며칠 전에 아주 기쁜 전화를 받았습니다. 수술로 절제해 내지 못했던 암이 사라졌다는 것입니다. 그 친구의 주치의인 국립의대 학장도 이런 것은 처음이라며 놀라워했다고 합니다.

식사 간격은 가능한 한 길게 한다

이제까지의 연구에 따르면 일시적으로 먹는 것을 중지하는 동물은 장수한다는 사실이 밝혀졌습니다. 동물은 병에 걸리면 먹는 것을 멈춥니다.

저도 예전에 개와 고양이를 길렀습니다. 걔들도 몸 상태가 나빠지면 아무것도 먹지 않고 그냥 가만히 몸을 웅크려 종일 잠을 잤습니다. 동물은 절식(絕食)함으로써 질병을 낫게 할 수 있다는 것을 본능적으로 알고 있는 것이겠지요.

사람을 대상으로 한 단식(斷食) 연구도 이루어지고 있습니다.

미국 플로리다대학에서는 24명의 피험자에게 '단식하는 날'과 '과식하는 날'을 번갈아 가면서 3주일 동안 계속하게 하는 실험을 했습니다. 그 결과 식사하는 날 중간에 단식을 하는 사이클을 거치게 하면 어떤 유전자가 늘어난다는 것이 밝혀졌습니다. 이 유전자는 세포의 산화를 억제하는 기능이 있습니다.

세포의 산화는 암세포를 낳는 최대의 위험인자이자 치매를 일으키는 원인도 됩니다. 산화는 염증과 함께 치매의 2대 원인입니다. 더구나 체내에서 일어나는 산화는 당뇨병, 고혈압, 이상지질혈증, 동맥경화뿐 아니라, 뇌졸중과 심근경색 등 생활습관병과도 관련되어 있다는 것이 밝혀졌습니다.

지금 일본인의 수명은 늘어나고 있습니다. 반면, 오랜 투병 생활에 의해 돌봄이 필요해지는 고령자도 매우 많아지고 있습니다. 이 상태로 이어지는 생활습관병을 막기 위해서는 세포의 산화를 억제해야 합니다. 그것을 위해서는 아침 식사를 걸러 먹지 않는 시간대를 하루 중 길게 가져가 항산화 작용이 뛰어난 케톤체를 체내에 순환시키는 것이 중요합니다.

왜 일본에는 거동이 어려운 고령자가 늘어나고 있는지 생각해 본 적 있습니까?

그 원인 중 하나로 언제나 좋아하는 것을 좋아하는 만큼 편하게 먹을 수 있는 환경이 있다는 것이 분명합니다. 과식은 세포의 산화를 촉진하는 커다란 원인이 되는 것입니다.

  대부분은 병에 걸리면 "많이 먹어서 영양을 섭취하자", "병을 낫게 하기 위해서 무엇을 먹으면 좋을까?"라면서 우선 먹는 것을 생각합니다. 하지만 현대와 같은 포식(飽食)의 시대에는 '먹는' 선택보다 '먹지 않는' 선택이 중요해지는 경우가 많은 것입니다.

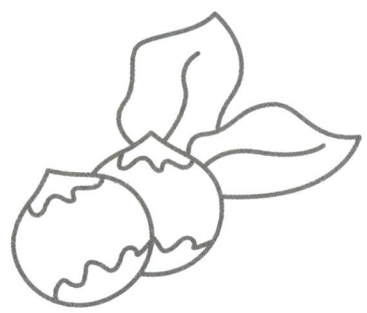

아침 식사를 걸러서 먹지 않는 시간대를
하루 중 길게 가져가
항산화 작용이 뛰어난 케톤체를
체내에 순환시키는 것이 중요합니다.

아침 식사 대신에
'MCT 오일'이 들어간 커피를 드시게 하라

　70세를 넘은 부모님께 "아침 식사를 드시지 마세요."라고 직설적으로 이야기하면 "남은 인생, 좋아하는 것을 먹는 게 뭐가 어때서?"라고 화를 내실지도 모릅니다. 하지만 좋아하는 것을 계속 먹어서 장기간 돌봄을 받는 처지가 되면 그 부담은 가족이 지게 됩니다. 그것은 매우 힘든 일입니다.

　아침 식사 거르기는 '인내'를 강요하는 것 같아서 딱하게 느껴질지도 모릅니다. 하지만 사람의 몸은 '먹지 못하는' 상태가 오히려 자연스러운 것입니다.

　인류가 탄생한 것은 약 700만 년 전입니다. 세계에서 농경이 시작된 것이 약 1만 년 전이라고 여겨지고 있습니다. 한마디로 인류 역사의 대부분 동안 사람은 수렵 채집에 의존하여 생존해 왔습니다.

　수렵 채집 시대에는 사냥감을 구하지 못하거나 기후가 나빠서 먹을 것이 없는 날이 오히려 많았을 것입니다. 인간의 유전자는 충분한 식량을 얻을 수 없더라도 그때그때 환경에 임기응변으로 적응할 수 있도록 오랜 시간에 걸쳐 서서히 변화되어 왔습니다. 포도당을 얻지 못해도 케톤체를 만들어낼 수 있는 몸이 된 것도 이 때문일 것입니다.

　반대로 현대와 같이 먹을 것이 부족하지 않고 몸을 움직일 기회가 격감한 생활에 인간의 유전자는 아직 적응되지 않았습니다. 사람이 살아가기 위해 획득한 농경이라는 능력이 문명 발달의 도움을 얻어 포식의 시대를 낳았습니다. 그리고 이것이 사람을 연령 증가와 더불어 장기간의 돌봄이 필요한 몸으로 만드는 아이러니한 결과로 이어졌습니다. 즉, '먹지 않는' 선택은 '인내'가 아니라, 돌봄이 필요 없는 몸이 되기 위해서 필요한 것입니다. 케톤체를 잘 사용할 수 있는 신체가 되기 위한 출발점입니다.

　그것을 이해하고 나서 부모님께 말씀드리면 좋을 것 같습니다.

　"아침 식사를 거르면 건강하게 장수하는 데 필요한 물질이 몸 안에서 많이 만들어진대요. 늘 건강하셨으면 좋겠어요." 이렇게 자녀가 말하면 알았다고 고개를 끄덕이지 않는 부모님은 없을 것입니다.

"치매 예방을 위해 아침 식사를 하지 않겠다"고 제가 선언했을 때 "이게 좋다고 하던데요."라면서 딸이 가져다 준 것이 MCT 오일이었습니다. 텔레비전의 건강 프로그램에서 알츠하이머병에 좋다고 소개된 것을 보았다고 합니다.

MCT(Medium Chain Triglycride)란 '중쇄 지방산'을 말합니다. 지방산은 지질의 주요 구성요소로, 그것을 구성하는 탄소의 수에 따라 단쇄, 중쇄, 장쇄 3가지 그룹으로 나누어집니다. 이 가운데 중쇄 지방산은 장에서 흡수가 빠르고, 간에서 빠르게 케톤체로 분해되어 에너지원으로 사용되는 성질이 있다고 여겨지고 있습니다.

중쇄 지방산의 효과를 일본에 널리 알린 것은 항노화(抗老化) 의학의 권위자인 시라사와 타쿠지(白澤卓二) 선생님(오차노미즈 건강장수클리닉 원장)입니다. 오랫동안 알츠하이머병에 관해 연구해 온 시라사와 선생님은 "알츠하이머병이란 뇌의 신경세포가 '연료 부족' 상태가 되어 다양한 인지 장애 증상을 일으키는 질환"이라고 말합니다.

보통 포도당이 세포 속으로 흡수될 때는 인슐린이라는 호르몬이 작용합니다. 하지만 당뇨병이 있거나 연령 증가로 세포의 노화가 진전되어 있으면 인슐린이 제대로 작동하지 않게 됩니다. 그러면 뇌세포도 포도당을 제대로 흡수하지 못해 뇌의 신경세포가 '연료 부족'을 일으켜 손상되기 쉬워집니다.

한편, 뇌 속으로 들어간 케톤체는 인슐린의 매개를 거치지 않고 세포에 흡수됩니다. 그 때문에 세포 속으로 원활하게 들어가서 효율적으로 에너지를 계속해서 만들 수 있는 것입니다.

'연료 부족'을 일으키기 쉬운 고령자의 뇌에 케톤체가 필요한 것은 이 때문이기도 한 것입니다. 케톤체의 생산량을 늘리기 위해서는 아침 식사를 거르고 공복 시간을 길게 가지면서 MCT 오일을 섭취하는 것이 좋습니다.

MCT 오일은 최근에는 슈퍼에서도 쉽게 살 수 있습니다. 저는 아침 식사 대신에 커피에 MCT 오일을 한 스푼 넣어 천천히 마시고 있습니다.

치매란 뇌 속에 '쓰레기'가 방치되는 것

그렇다면 치매를 일으킨 뇌는 어떤 상태가 되어 있는 것일까요?

적을 무찌르기 위해서는 우선 적을 알아야 합니다. 부모님의 치매를 막기 위해서는 자녀들도 이 질병에 대해서 어느 정도 지식을 가져야 합니다.

치매는 뇌의 세포가 줄거나 노화하여 기능이 악화되어서 기억과 판단력에 문제가 발생하는 상태를 말합니다. 그 상태를 뇌에 일으키는 것이 염증과 산화라는 것은 이미 이야기했습니다.

염증과 산화에 의해 노화가 일어나면 뇌세포는 지금까지와 같은 정상적인 기능을 할 수 없게 됩니다. 이것이 치매에 걸리는 것과 크게 연관되어 있습니다.

2016년에 오스미 요시노리(大隅良典) 교수(현재 도쿄공업대학 명예교수, 당시 기초생물학연구소 교수)가 노벨 생리학·의학상을 수상한 것을 기억하고 계시지요? 이때 주제가 '자가포식(Autophagy)'이었습니다.

자가포식이란 그리스어의 '자기 자신(auto)'과 '먹는다(phagy)'를 합친 말로, 직역하면 '자기 자신을 먹는다'는 의미입니다. '자가소화작용'이라고도 번역됩니다.

우리의 몸은 약 37조 개의 세포로 만들어져 있습니다. 그 세포들이 새로운 것으로 끊임없이 교체됨으로써 신체 기능을 유지하고 있습니다. 이것을 '신진대사'라고 부릅니다. 이때 세포는 오래된 자기 자신을 파괴하고 먹어치웁니다. 오래되어 쇠퇴한 세포가 자가포식 되기 때문에 새로운 세포가 태어날 수 있는 것입니다.

즉, 자가포식이란 체내에서 벌어지는 훌륭한 리사이클 시스템입니다. 그렇다면 그 세포의 리사이클은 어떻게 수행되는 것일까요?

세포는 염증과 산화로 인해 열화된 단백질이 자기 자신 속에 있다는 것을 발견하면 그것을 '리소좀'이라는 세포소기관을 사용하여 감쌉니다. 그렇게 감싼 채 그 안에서 불필요한 것을 작은 물질로 분해하여 새로운 물질로 만듭니다. 말하자면, 세포가 스스로 쓰레기를 버리고 그 쓰레기를 리사이클하고 있는 것이라고 할 수 있습니다.

그런데 뇌세포가 노화되어 있으면 이 쓰레기들이 제대로 리사이클 되지 않게 됩니다. 그렇게 되면 뇌 속에 쓰레기가 방치된 상태가 지속됩니다.

치매에는 '알츠하이머병'과 '루이소체 치매'와 '뇌혈관성 치매' 3가지가 있는데, 이 중 환자 수가 가장 많은 것이 알츠하이머병입니다. 알츠하이머병의 원인 물질이 바로 뇌에 버려진 쓰레기 단백질입니다. 이 쓰레기 단백질의 구체적인 이름을 '아밀로이드 베타'라고 합니다.

사람의 뇌는 대량의 산소를 소비하는 만큼, 우리 몸 가운데 특히 산화하기 쉬운 장기입니다. 그 산화한 부분에서부터 '리포푸신(노화 색소)'이라는 갈색 물질이 쌓여 갑니다. 알츠하이머병에 걸린 뇌에는 검버섯이 많이 있다는 말을 들어본 적이 있으실 것입니다. 그 검버섯이 바로 이 색소가 침착된 것입니다.

검버섯이 뇌 속에 대량으로 나타나면 아밀로이드 베타라는 쓰레기가 점점 증가하여 뇌에 축적되어 갑니다. 그것으로 인해 뇌의 위축이 발생하고 뇌가 정상적으로 작용할 수 없게 되어 치매 특유의 여러 증상을 일으키는 것입니다.

몸을 보호하는 '면역 세포'가 치매를 가속시킨다

하지만 최근 연구에서는 아밀로이드 베타를 제거해도 치매 증상이 개선되지 않는다는 사실이 밝혀졌습니다. 그 대신에 주범으로 취급받게 된 것이 아밀로이드 베타와 마찬가지로 쓰레기 단백질인 '타우 단백질'입니다.

타우 단백질이 무서운 것은 세포를 안쪽에서부터 파괴하여 기억과 감정을 빼앗는다는 것도 있지만, 뇌에서 작용하는 면역 세포인 '미세 아교 세포(microglia)'가 강력한 공범이 되어버리기 때문입니다.

사람의 뇌에는 정보 전달을 하는 신경 세포(뉴런)가 약 1000억 개 있습니다. 그 신경 세포 사이를 빼곡히 메우고 있는 것이 '신경 아교 세포(glial cell)'입니다. 그 숫자는 신경 세포의 5~10배나 되며, 신경 세포를 보호하고, 영양을 운반하며, 유해 물질을 차단하고, 신경 전달을 원활히 하는 역할을 담당합니다.

이 신경 아교 세포 중에 미세 아교 세포가 있습니다. 보통은 신경 세포를 감시하거나 쓰레기가 된 단백질을 제거하는 작용을 합니다. 그런데 타우 단백질이 뇌에 쌓이게 되면 미세 아교 세포가 많이 발생하여 '이물질을 제거한다 = 외부로부터 공격받고 있다'고 잘못 판단해서 면역 작용을 활성화합니다. 그러면 염증을 일으키거나 신경 세포를 손상시키는 물질을 많이 발생시켜 건강한 세포까지 점점 공격받게 됩니다.

알츠하이머병의 경우 대뇌피질의 연합령과 해마를 중심으로 신경세포가 죽어 갑니다. 대뇌피질의 연합령은 정신 활동을 하는 영역이고 해마는 기억과 학습 능력을 관장하는 영역입니다.

이 2가지가 변성되어 감에 따라 이른 단계부터 불안, 우울, 망상 등의 정신 증상뿐 아니라 잊어버리거나 새로운 것을 기억하지 못하는 등의 인지 증상이 나타나게 되는 것입니다.

뇌의 쓰레기가 제대로 처리되지 않아 일어나는 치매에는 '루이소체 치매'

도 있습니다.

　루이소체 치매는 '루이소체'가 치매 증상의 발현과 관계있다는 것을 코사카 켄지(小阪憲司) 씨(요코하마시립대학 의학부 명예교수)가 세계에서 처음으로 발견한 질병입니다. 루이소체란 'α-시누클레인'이라는 섬유성 단백질이 굳어진 원형 물질을 말합니다. 이 쓰레기 단백질이 뇌에 광범위하게 버려진 결과로 뇌세포가 죽어서 일어나는 병이 루이소체 치매인데, 버려진 장소에 따라 나타나는 증상이 달라집니다.

　루이소체 치매의 특징적인 증상으로, 실제로는 보이지 않는 것이 본인에게는 또렷이 보인다는 '환시'가 있습니다. 모르는 사람이 방에 있다, 쥐가 돌아다니고 있다 등 실제로는 없는 것이 마치 존재하는 것처럼 보이는 증상입니다. 또한, 수면 중에 소리를 지르거나 난폭해지는 수면 장애도 종종 일어납니다.

　기립성 어지럼증, 현기증, 변비, 발한 장애, 수면 중 식은땀, 빈뇨, 두통, 이명, 극도의 나른함, 불면, 기억 저하, 불안, 초조, 우울, 짜증 등의 증상도 나타납니다. 이러한 증상은 우울증과 비슷하기 때문에 우울증이라고 잘못 판단되어서 정확한 진단이 내려질 때까지 시간이 걸리는 케이스도 많이 볼 수 있습니다.

　이뿐만 아니라 파킨슨병 증상이 나타나는 경우도 적지 않습니다.

　먼저 언급한 것과 같은 신체 증상입니다. 사실 파킨슨병 환자의 대부분이 루이소체 치매도 앓고 있다는 보고도 있습니다. 양쪽 모두 α-시누클레인의 응집이 원인이기 때문입니다.

　저도 파킨슨병 초기가 아닐까 생각했던 적이 있다고 앞서 이야기했습니다. 머리를 세게 부딪혀 거대한 혈종을 만들었던 자극이 α-시누클레인을 많이 만들었을 것입니다. 그것에 의해 미세 아교 세포가 폭주해 정상 세포까지 계속 공격해서 파킨슨병과 유사한 신체 증상이 일어나게 된 것이 아닌가 싶습니다.

10년 후에는
65세 이상 5명 중 1명은 치매

그럼 머리를 세게 부딪힌 경험이 없는 사람은 치매 걱정이 없는 것일까요? 그렇지는 않습니다. 군마대학대학원 보건학연구과의 야마구치 하루야스 교수는 "나이가 들면 누구나가 걸리는 치매라는 병"이라고 재치있는 하이쿠(*역자 주: 5, 7, 5의 3구 17자로 된 짧은 형태의 일본 시)를 지었습니다.

치매 유병률은 수명이 5년 늘 때마다 거의 2배로 증가한다고 합니다. 따라서 치매를 예방하는 확실한 방법은 "75세 이상 장수하지 않는 것"이라고 야마구치 교수는 말합니다. 더구나 "95세를 넘으면 80퍼센트가 치매"라고도 합니다. 장수를 하면 누구나 치매에 걸릴 위험이 증가하는 것입니다.

야마구치 교수의 이론에 따라 생각해 보면 저는 80세가 되었으니 머리를 세게 부딪혔던 것과 관계없이 애초에 치매에 걸릴 위험성이 높았다고 할 수 있습니다.

실제로 "2025년에는 65세 이상의 5명 중 1명이 치매 상태가 된다."는 일본 정부의 보고서도 있습니다. 더구나 일본의 고령화는 앞으로 더 진전되겠지요. 미국 캘리포니아대학과 독일 막스 플랑크 연구소의 인구학자들이 '2007년에 태어난 사람의 수명'을 나라별로 비교한 표가 있습니다. 그 표에 따르면, 2007년에 미국, 캐나다, 이탈리아, 프랑스에서 태어난 아이의 50퍼센트는 적어도 104세까지 살 것으로 전망된다고 합니다. 세계에서 단연 높은 평균수명을 자랑하는 일본의 경우 107세까지 사는 사람이 50퍼센트에 달할 것이라고 추계하였습니다.

현재 '100세 인생 시대'라고 합니다. 이것은 뒤집어 보면 '고령이 되어도 좀처럼 죽지 못하는' 시대에 발을 들여놓았다는 셈입니다. 죽지 않는다면 살아갈 수밖에 없지만, 그것은 치매라는 위험을 안고 가는 것이 됩니다.

▶ 치매는 약으로 낫지 않는다

'부모님이 치매에 걸리면 의사가 어떻게 해주겠지.' 그렇게 막연히 생각하고 있지는 않습니까? 유감스럽지만, 치매를 고치는 것은 현대 의료로는 불가능합니다. 제약회사도 치료 약 개발을 열심히 하고 있지만, 이제는 포기하는 회사도 많다고 들었습니다. 특효약을 만들어내지 못했기 때문입니다.

현재, 일본에는 4종류의 약이 치매 치료제로 허가되어 있습니다. 치매 치료제라고 하지만, 이 약에 치매를 낫게 하는 작용은 없습니다. 변성된 뇌세포를 약으로는 원래 상태로 되돌릴 수 없기 때문입니다.

실제 치료 약의 설명서를 읽어보면 [효능·효과] 항목에는 '알츠하이머 치매 및 루이소체 치매의 치매 증상 진행 억제'라고 기재되어 있습니다. 하지만 자세히 보면 "본 제제가 알츠하이머 치매 및 루이소체 치매의 병태 그 자체의 진행을 억제한다는 성적은 얻어지지 않았다"고 명기되어 있습니다.

또한, '루이소체 치매의 치매 증상 진행 억제'라는 항목에는 "정신 증상, 행동 장애에 대한 본 제제의 유효성은 확인되지 않았다"고도 써있습니다. 그렇다면, 무엇을 위해 처방된 것일까요? 이는 인지 기능 저하를 완만하게 하는 것이 목적입니다. 겉으로 나타나는 증상을 일시적으로 완화시키자는 것입니다.

의사는 환자의 상태를 보면서 어떤 약이 좋을지 결정해 갑니다. 하지만 증상 개선을 전혀 보이지 않는 경우도 있는데, 이렇게 되면 약의 양을 늘리는 일도 많습니다. 당연한 이야기지만 약에는 부작용이 있습니다. 사람에 따라 다르지만 구역질, 구토, 설사, 변비, 현기증, 두통, 피부 증상 등이 주된 증상입니다. 약을 중지했더니 환자의 문제 행동이 완화되었다는 케이스도 드물지 않습니다. 부모님께 치매 증상이 나타나면 친절하게 적절한 치료를 해주는 의사를 우선 찾아야 합니다. 그래도 진행을 멈출 수는 없어서 부모님이 돌아가실 때까지 치매를 계속 안고 가게 되는 것이 현실입니다. 그렇다면, 부모님의 뇌가 아직 건강할 때 뇌세포 지키기를 부모님과 자녀가 함께 실천하는 것이 훨씬 간단하고 편하다고 할 수 있습니다.

부모님이 치매에 걸릴지는 젊은 시절의 체형으로 알 수 있다

치매 위험 인자 중 하나로 비만이 있습니다.

특히 30대 무렵부터 살이 쪘던 사람은 주의가 필요하다는 보고도 있습니다. 부모님이 치매에 걸리기 쉬울지 어떨지는 부모님의 젊은 시절 체형을 생각해 보면 알 수 있다고 합니다.

영국 옥스퍼드대학의 클레어 워튼 씨(공중위생학)는 영국 전국의 병원에서 1999년부터 12년간 45만 1,232명의 비만 환자 진료 기록을 조사했습니다.

결과는 30대에 비만이라고 진단받은 사람은 치매에 걸릴 위험이 3.5배나 높았다는 것입니다. 또한 40대에 비만이라고 진단받은 사람은 1.7배, 50대는 1.5배에 달한다는 것도 밝혀졌습니다.

이뿐만 아니라 비만이었던 기간도 중요합니다. 영국 엑서터대학 공중위생학부 데이비드 멜처 교수의 연구에 따르면, 비만 기간이 10~14.9년이었던 사람은 치매에 걸릴 위험이 17퍼센트나 높았다는 것이 밝혀졌습니다. 반대로 비만 기간이 10년 미만이면 치매 발병 확률이 낮았습니다.

한마디로 살이 쪘던 기간이 긴 사람일수록 치매 위험성은 커진다는 것입니다.

왜 비만은 치매의 커다란 원인이 되는 것일까요? 한 가지 이유는 혈관을 손상시키기 쉬운 상태이기 때문입니다. 특히 손상되기 쉬운 것이 모세혈관입니다.

모세혈관이란, 이름 그대로 머리카락 정도의 가느다란 혈관을 말합니다. 실제로는 머리카락의 10분의 1정도 굵기로, 적혈구가 1개 지나갈 수 있는 정도입니다. 이렇게 가느다란 혈관이 몸속 혈관의 약 99퍼센트를 차지하면서 몸 전체에 퍼져 있습니다. 뇌에도 많은 모세혈관이 있는데, 뇌세포에 영양과 산소를 전달하는 한편, 세포에서 나온 쓰레기 같은 불필요한 물질을 회수하고 있습니다.

이 모세혈관은 매우 섬세하게 만들어져 있습니다. 비만인 사람의 몸속은 세포를 산화시키기 쉬운 환경이 되어 있습니다. 모세혈관도 산화에 약한 성질을 가지고 있습니다. 산화에 의해 상처 입은 모세혈관은 쓰레기를 회수하는 힘을 잃습니다. 이렇게 되면 뇌에 쓰레기가 쌓이기 쉬워지고, 그것이 점점 뇌세포를 공격하게 되는 것입니다.

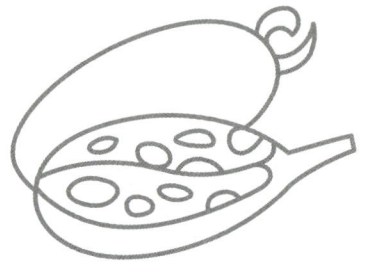

한마디로 살이 쪘던 기간이 긴 사람일수록
치매 위험성은 커진다는 것입니다.
왜 비만은 치매의 커다란 원인이 되는 것일까요?
한 가지 이유는
혈관을 손상시키기 쉬운 상태에 있기 때문입니다.

▶ 치매는 20년 이상에 걸쳐 일어난다

　치매라고 진단를 받는 것은 연소성(年少性) 치매를 제외하면, 대부분 70세 이후입니다. 하지만 알아두어야 할 것은 뇌세포의 변성은 어느 날 갑자기 진행되는 것이 아니라 서서히 오랜 시간에 걸쳐 진행되어 간다는 사실입니다. 그 기간은 무려 20년 이상이나 된다고 여겨지고 있습니다.

　다시 말하면 70세에 치매라고 진단받은 사람의 경우 50세가 되기 전부터 이미 뇌의 변성이 시작되고 있다는 뜻입니다.

　치매가 생기는 위험인자는 비만 이외에도 다양합니다.

　영국의 의학 학술지 『란셋(Lancet)』에서는 본인이 의식하면 개선할 수 있는 9가지 위험인자를 발표했습니다(2017년 7월 19일). 이 9가지를 모두 배제할 수 있다면 치매 환자를 최대 35퍼센트나 줄일 수 있다고 합니다. 그렇다면 그 9가지는 무엇일까요? 부모님의 상태를 체크해 보십시오.

[소아기]
☐ 11~12세 때에 교육 종료

[중년기(45세 이상 65세 미만)]
☐ 고혈압
☐ 비만
☐ 청력 저하

[노년기(65세 이상)]
☐ 흡연
☐ 우울
☐ 운동 부족

☐ 사회적 고립

☐ 당뇨병

이러한 것이 뇌의 변성을 일으키는 심각한 위험이 된다고 합니다.

9가지 중 해당하는 것이 하나씩 늘어가면 치매 증상이 나타날 위험이 커지고, 모두 배제할 수 있으면 위험이 줄어든다고 볼 수 있습니다.

지금부터라도 시작하면 그만큼 뇌의 변성 속도를 늦출 수 있고, 뇌세포의 상태를 개선해 갈 수 있습니다.

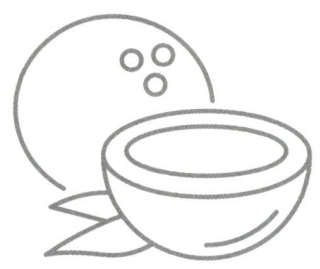

다시 말하면, 70세에 치매라고
진단받은 사람의 경우
50세가 되기 전부터
이미 뇌의 변성이 시작되고 있다는 뜻입니다.

▶ 부모님께는 '칼슘이 들어있는 생수'를 준비해 드린다

그 첫 시작으로 실천하면 좋은 것이 앞서 말한 것처럼 아침 식사를 거르고 MCT 오일을 섭취하는 것입니다.

케톤체를 대량으로 만들어내는 몸이 되면 뇌의 염증과 산화를 억제할 수 있고, 중성 지방이 줄어들기 때문에 살이 찐 사람은 빠지게 됩니다. 당뇨병과 고혈압 개선에도 도움이 됩니다. 70세가 넘은 후부터는 아침 식사를 거르는 것이 뇌에도, 신체에도 좋을 따름입니다.

하지만 그렇다고 해도 이제까지 아침 식사를 꼬박꼬박 챙겨 드시던 부모님을 다음 날부터 갑자기 그만두게 하는 것은 힘든 일입니다. 가장 곤란한 것이 입이 심심하다는 점일 것입니다. '아침에 일어나면 밥을 먹는다'는 습관이 입력되어 있으면 뇌는 그 시간이 되면 "먹어라", "먹어라" 하고 집요하게 명령을 내리기 때문입니다. 연료 부족을 일으키기 시작한 뇌는 포도당이 들어오면 안심하게 됩니다. 하지만 뇌의 욕구에 따라 먹어버리게 되면 케톤체가 만들어지지 않게 됩니다. 이 뇌의 요구를 잘 막아야 합니다. 그렇다면 어떻게 하면 좋을까요?

좋은 방법이 있습니다. 부모님께 '칼슘이 들어있는 생수'를 준비해 드리는 것입니다. 물에는 첫째로 '진정 작용'이 있습니다. 기분을 가라앉히는 작용이 있다는 뜻입니다.

짜증이 나거나 불안을 느끼는 등 스트레스를 강하게 느낄 때 뇌에는 혈액이 모여서 흥분 상태가 됩니다. '무언가 먹고 싶다'는 기분이 강할 때도 뇌는 흥분 상태가 됩니다. 그러므로 오전 중에 무언가를 먹고 싶어졌을 때는 "물을 한 잔 천천히 마시면 좋아요."라고 부모님께 말씀드립시다. 물을 마심으로써 뇌에 모인 혈액이 위(胃)로 흘러 기분이 가라앉게 됩니다.

포인트는 꿀꺽꿀꺽 한 번에 마시는 것이 아니라, 뇌의 흥분을 가라앉힌다는 기분으로 천천히 천천히 마시는 것입니다. 이것이 중요합니다.

그렇다면 왜 칼슘이 들어있는 생수가 좋을까요?

칼슘에는 스트레스를 가볍게 하고 짜증을 억제하는 작용이 있기 때문입니다. 이뿐만 아니라 칼슘에는 뇌졸중을 막는 작용도 있습니다.

뇌졸중이란 뇌의 혈관이 막히는 '뇌경색', 뇌의 혈관이 터져서 출혈하는 '뇌출혈'과 '지주막하출혈' 등 뇌의 혈관 장애를 총칭하는 말입니다. 뇌졸중이 원인이 되어 치매를 일으키는 사람도 매우 많아서 이것을 '뇌혈관성 치매'라고 부릅니다. 손상된 혈관 주위의 뇌 세포가 죽어버리는 것이 원인입니다. 이것을 막기 위해서라도 칼슘이 들어있는 생수가 효과적입니다.

페트병에 들어있는 생수에 칼슘이 어느 정도 포함되어 있는지는 라벨의 '경도(硬度)'라는 부분을 보면 알 수 있습니다. 그 수치가 높을수록 칼슘량이 많아 '경수(硬水)'라고 불립니다. 반대로 칼슘이 거의 포함되어 있지 않은 물이 '연수(軟水)'입니다.

뇌졸중을 막기 위해서는 경도 300mg/L 이상의 생수를 권장합니다. 슈퍼나 드럭스토어 등에서 손쉽게 구할 수 있는 물로는 '에비앙'(경도 304mg/L)과 '콘트렉스'(경도 1468mg/L)가 유명합니다. 이러한 물을 사서 정기적으로 보내드리는 것도 부모님의 치매 예방에는 좋을 것입니다. 단, 경수는 익숙해지기 전까지 설사를 하는 경우가 있습니다. 이 때문에 낮에만 마시고 밤에는 마시지 않도록 주의해 주십시오.

왜 칼슘이 뇌졸중을 막는가

영국의 의사 마가렛 크로포드 여사는 영국의 64개 마을에서 음료수의 경도와 수명의 관계를 조사했습니다. 그 결과 경도가 높은 물을 음료수로 마시는 마을의 주민은 뇌졸중과 심장병으로 인한 사망률이 낮다는 것을 발견했습니다.

뇌졸중과 심장병은 모두 혈관 질병입니다. 이것을 막을 수 있다는 것은 혈관 상태가 좋아진다는 것을 의미합니다.

왜 칼슘이 풍부한 물은 혈관 건강에 좋은 작용을 하는 것일까요?

칼슘은 우리 체내에 가장 많은 미네랄로 그 99퍼센트는 뼈와 치아를 만드는 데 사용되고 있습니다. 그렇다면 나머지 1퍼센트는 어디에 있는 것일까요? 바로 근육, 신경, 체액에 포함되어 있습니다.

사실 이 '1퍼센트의 칼슘'이 생명을 지키고 있습니다. 혈액 응고를 돕고, 근육 수축을 촉진하고, 효소를 활성화하고, 심장이 정상적으로 작동하도록 돕는 등 생명 활동에 결부되는 작용을 합니다.

그렇기 때문에 '1퍼센트의 칼슘'이 조금이라도 줄어들면 큰일 납니다. 그 양은 엄밀하게 관리되고 있습니다. 만일 칼슘량이 줄면 몸은 칼슘을 요구하는 SOS 신호인 부갑상선호르몬을 내보냅니다. 이것이 발신되면 뼈의 칼슘이 혈액 속에서 녹아 부족한 칼슘을 보충하려 합니다. 그렇게 곧 칼슘이 충분한 양에 달하게 되고, SOS 신호는 멈춥니다.

그런데 고령자의 경우 이 과정에서 문제가 발생합니다. 부갑상선의 기능이 조금 떨어져 있어 '칼슘이 충분해졌다'고 몸이 이야기해도 일단 내보낸 SOS 신호를 잘 멈추지 못하게 되는 경우가 많아지기 때문입니다.

이렇게 되면 큰일입니다. 뼈의 칼슘이 서서히 녹는 상태가 계속되어 혈액 속에 여분의 칼슘이 쌓여 갑니다. 이 칼슘은 혈관의 벽에 들러붙습니다. 그러면 혈관 벽이 딱딱해집니다. 고령자의 경우 이것도 동맥경화를 일으키는 원인이 되는 것입니다.

동맥경화는 뇌졸중과 심장병을 일으키는 최대의 위험 요소입니다. 더구나 치매의 원인도 됩니다. 혈액의 흐름이 나빠지면 영양을 전달하고 쓰레기를 회수하는 작용을 혈관이 제대로 할 수 없기 때문입니다.

이처럼 '1퍼센트의 칼슘'이 부족해서 몸이 그것을 보충하려고 했던 것이 거꾸로 혈액 속의 칼슘 과잉을 낳는 현상을 '칼슘 패러독스(calcium paradox)'라고 합니다.

부모님이 칼슘 패러독스를 일으키게 해서는 안 됩니다. 그러려면 '1퍼센트의 칼슘'이 부족해서 부갑상선이 SOS 신호를 보내는 사태를 일으키지 않도록 해야 합니다. 이 때문에라도 칼슘이 들어있는 생수를 매일 마셔서 '1 퍼센트의 칼슘'을 충분히 채워 뼈에서 칼슘이 용출되는 것을 막아야 합니다.

그런 것이 아니더라도 애초에 고령자는 칼슘 섭취량이 부족하다고 알려져 있습니다. 장에서 흡수하는 능력 또한 떨어지기 때문에 '1퍼센트의 칼슘'이 부족해지기 쉬운 상태에 있습니다. 이것도 고령자가 치매를 일으키기 쉬운 원인이 된다 할 수 있습니다.

반대로 매일 칼슘이 들어있는 생수를 마시고 있는 사람은 치매 위험성을 한 가지 줄일 수 있다고 볼 수 있을 것입니다.

"그럼 칼슘 보급은 우유로 해도 되지 않을까요?" 이런 질문을 많이 받습니다. 사실 일본인의 약 80퍼센트는 우유를 소화하는 효소를 가지고 있지 않습니다. 우유의 칼슘량이 우수하다고 해도 이를 흡수하지 못하는 사람이 대부분이라는 것입니다. 설령 효소를 가지고 있는 사람이라도 그 흡수율은 대체로 50퍼센트 정도입니다.

멸치, 두부, 낫토, 소송채, 톳 등도 칼슘이 풍부한 식재료이지만 흡수율은 역시 20~30퍼센트 정도입니다.

반면 생수의 칼슘은 비와 눈이 지층이라는 천연 여과장치를 오랜 세월에 걸쳐 통과하는 동안에 녹아서 이온화되어 있습니다. 입자가 매우 작기 때문에 거의 100퍼센트 흡수할 수 있습니다.

그렇다고 해도 생수만으로 충분한 양의 칼슘을 섭취하는 것 또한 곤란합니다. 예를 들어 앞서 언급한 생수 '에비앙'에 포함된 칼슘량은 1리터에 약 80밀리그램 정도입니다. 이에 관련해 후생노동성은 50세 이상 남성의 경우 하루에 700밀리그램을 섭취하도록 권장하고 있습니다. 그렇다면 생수만으로 칼슘을 보급하려고 한다면 하루에 9리터 가까이 마셔야 합니다. 이것은 현실적으로 불가능할 것입니다.

그러므로 단품으로 칼슘을 보급하려 하지 말고 멸치, 두부, 낫토, 소송채, 톳 등 칼슘량이 많은 식품을 점심과 저녁에 챙겨 먹고, 거기에 더해 칼슘량이 많은 생수를 낮 동안 천천히 마시는 것이 좋습니다. 이러한 식생활을 계속하면 치매 예방이 된다는 것을 부모님께도 알려 드립시다.

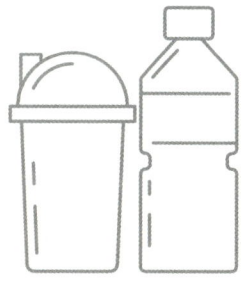

매일 칼슘이 들어있는 생수를 마시는 사람은
치매 위험성을 한 가지 줄일 수 있다고
볼 수 있을 것입니다.

노화란 몸에서 수분이 상실되어 가는 것

고령자는 '물을 사서 먹는 것은 아깝다'고 생각하는 사람이 많습니다.

하지만 저는 '고작 물'이라고 생각하고, 먹는 물을 깔보면 치매를 막을 수 없다고 생각합니다. 왜 그럴까요? 바로 뇌의 약 80퍼센트가 물로 되어 있기 때문입니다.

뇌 건강에 물만큼 중요한 것은 없습니다. 물이 조금이라도 줄어들면 뇌는 정상적으로 작동할 수 없게 됩니다. 그 정도로 뇌는 수분 부족에 취약하게 만들어져 있습니다.

예를 들어 몸에서 수분이 겨우 1~2퍼센트 줄어드는 것만으로도 의식 수준이 저하하고 사고력과 기억력이 떨어지게 됩니다. '뭔가 해 보자', '열심히 해 보자'는 의욕도 상실되기 쉬워집니다.

더구나 고령이 되면 몸의 수분을 유지하는 힘이 쇠약해집니다. 갓 태어난 아기는 체중의 약 80퍼센트가 수분입니다. 이 양은 연령 증가와 함께 줄어들어 성인이 되면 약 60퍼센트, 고령이 되면 약 50퍼센트대가 됩니다.

즉 노화란 몸에서 수분이 상실되어 가는 과정이라고도 할 수 있는 것입니다.

게다가 여성은 남성보다 2배의 속도로 수분이 상실됩니다. 평균적으로 남성보다 약 5퍼센트나 적다는 추계도 있습니다. 노화 방지에 특별한 노력을 하지 않는 같은 연령의 남녀를 비교했을 때, 여성이 주름이 많고 늙어 보이는 경우가 많은 것은 이 때문이기도 합니다.

또한 치매에 걸려 뇌의 기능이 저하되면 '경면(傾眠)·야간 각성'이라는 증상이 일어납니다. 낮에는 줄곧 꾸벅꾸벅 졸더니 밤이 되면 갑자기 활동적이 되어 외출하려고 하거나, 큰소리로 가족을 부르는 등의 증상이 나타나는 것입니다.

이러한 주야 역전 증상도 물을 마시는 것으로 '거의 100퍼센트 하루나 이틀 만에 개선된다'고 타케우치 타카히토(竹内孝仁) 국제의료복지대학 대학

제1장 부모님이 70세가 넘으면 '아침 식사'를 거르게 한다

원 교수는『치매는 물로 고친다!』책에서 이야기하고 있습니다. 취침 전에 한 잔의 물을 마시면 뇌가 차분해져서 잠들기 쉽기 때문입니다.

단 취침 전에 마시는 물로는 '알칼리성 미네랄이 적은 연수'를 부모님께 권해 주십시오. 경수는 미네랄이 풍부한 만큼 수면 중 위에 부담을 줄 수 있기 때문입니다.

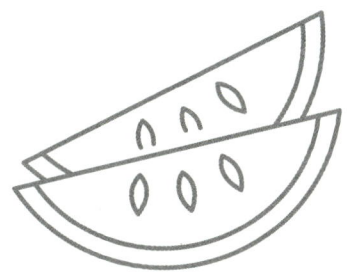

뇌의 건강에 물만큼 중요한 것은 없습니다.
물이 조금이라도 줄어들면
뇌는 정상적으로 작동할 수 없게 됩니다.
그 정도로 뇌는 수분 부족에 취약하게 만들어져 있습니다.

치매를 막는 아침과 저녁에 마시는 물 한 잔

그렇다면 하루에 어느 정도의 생수를 부모님이 드시게 하면 치매 예방에 좋을까요? 바깥 기온과 땀 흘린 정도 등에 따라 다르지만 대체로 1.5~2리터입니다.

물은 목이 마르기 전에 마시라고 이야기해 드립시다. 고령자는 목마름을 느끼기 어렵기 때문입니다. 보통은 체내의 수분이 불과 2퍼센트만 줄어도 목마름을 느끼게 되어 있습니다.

그런데 고령자는 '목이 마르다'는 감각도 둔해져 있습니다. 이 부분을 잘 이야기해 드려서 자각하게 하는 것이 중요합니다. 수분 보급은 뇌뿐 아니라 생명을 지키는 중요 사항이기 때문입니다.

만일 체내의 수분이 2퍼센트 상실된 상태에서 수분을 보급하지 않으면 어떻게 될까요? 3퍼센트가 줄면 이번에는 오히려 목마름을 느끼지 않게 됩니다. 6퍼센트 줄면 탈수 증상을 일으키고, 체중의 10퍼센트가 상실되면 위기 상황에 빠지며, 20퍼센트 상실되면 죽게 됩니다.

매년 여름이 되면 열사병이 중증화되는 고령자가 많이 있습니다. 목마르지 않다면서 수분 보급을 제대로 하지 않기 때문에 구급차에 실려 가는 사태가 발생하게 되는 것입니다. 부모님이 말씀하시는 '목마르지 않다'는 감각은 더 이상 믿을 수 없습니다.

그렇다면 어떻게 하면 좋을까요? 물은 시간표에 맞춰 마시는 것이 가장 좋은 방법입니다. 우선은 아침 기상 후에 1~2잔을 마십니다.

수면하는 동안 몸은 대량의 수분을 상실합니다. 땀과 호흡에 의한 수분 방출로 인해 평균적으로 약 500밀리리터, 많을 때는 1리터나 상실됩니다. 이 때문에 아침에 일어났을 때 몸은 바싹바싹 말라 있고 혈액은 걸쭉한 상태가 됩니다. 기상 시에 머리가 멍해지기 쉬운 것은 뇌가 수분 부족으로 의식 수준이 떨어져 있기 때문이기도 합니다.

또한 이른 아침에 뇌졸중과 심근경색이 일어나기 쉬운 것은 수면 중 몸에서 대량의 수분이 상실되어 혈관이 막히기 쉬워졌기 때문입니다.

이 상태를 곧바로 해소하지 않으면 안 됩니다. 따라서 1~2잔의 물을 마시게 합시다. 이때 마시는 것은 '알칼리성 천연 연수'입니다.

알칼리성 연수란 pH 값이 7.0 이상이고, 경도가 100mg/L 미만인 물입니다. 이러한 정보는 페트병 라벨에 기재되어 있습니다. 몸에 부담을 주지 않는 물입니다. 차갑게 식힌 물을 마시면 각성 작용하는 효과가 있어 아침에 잠을 깨는 데 도움이 됩니다.

반면 낮에는 앞에서 이야기한 것처럼 경도가 높은 생수를 '찔끔찔끔' 마시도록 이야기해 주십시오. 물을 한 번에 많이 마시면 장이 제대로 흡수할 수 없습니다. 한 모금씩 천천히 마심으로써 물에 포함된 칼슘과 같은 미네랄을 최대한으로 흡수해 갈 수 있습니다. 아침 식사를 거른 공복감도 달랠 수 있습니다.

또한 경도가 높은 물은 변비 해소 효과도 있습니다. 고령자의 거의 100퍼센트가 변비에 걸린다는 보고가 있습니다. 그러나 경수는 마시는 데 익숙해지지 않으면 설사를 하는 사람도 있기 때문에, 배가 아픈 경우에는 경도 100mg/L 정도의 물부터 시작하도록 해서 점점 경도가 높은 물을 골라 가는 것이 좋을 것입니다.

밤에 목욕 전후와, 취침 전에도 물 1잔을 반드시 마시게 하십시오. 앞서 이야기한 것처럼 밤에 마시는 물은 몸에 부담을 주지 않는 '미네랄이 적은 연수'가 가장 좋습니다.

부모님이 '운전을 그만둘 때'라고 생각하시게 하는 방법

'인지기능'이란 주위 사람과 사물을 인식하고, 그것이 누구이며 무엇인지를 이해하고, 어떻게 하면 좋을지 판단하는 능력을 말합니다. 치매에 걸리면 이것이 저하됩니다.

보통 사람은 행동의 흐름을 하나하나 의식하지 않아도 원활하게 움직일 수 있습니다. 그런데 치매에 걸리면 그 흐름을 제대로 파악하지 못하게 됩니다. 이 때문에 상황에 맞는 적절한 행동을 할 수 없게 됩니다.

최근 문제가 되는 고령 운전자에 의한 교통사고도 인지기능 쇠퇴가 원인이 되고 있습니다. 뇌세포의 염증과 산화는 연령 증가와 더불어 진전되는데, 이것을 완전히 멈추는 것은 불가능합니다. 치매라고 진단받지 않았더라도 75세를 넘으면 대부분 인지능력이 떨어져 갑니다. 단 그 쇠퇴의 속도에는 개인차가 큰데, 그것을 어떻게 완만하게 하는가는 평소의 식사, 생활, 건강 상태에 따라 달라지게 됩니다.

여기서 문제가 되는 것이 면허 반납 문제입니다. 사실은 저도 77세 때에 면허를 반납했습니다.

"아버지는 명예교수시고 책도 많이 써서 이름도 조금 알려져 있어서, 교통사고를 일으키면 가족 모두가 힘들어집니다. 늦기 전에 면허를 반납하셨으면 좋겠어요."라는 가족의 강한 권유를 받았습니다.

가족의 바람은 지당합니다. 하지만 저는 원래 지기 싫어하는 성격이라 솔직히 '날 무시하는 거야? 쓸데없는 소리 하지 마' 하는 생각이 들었습니다.

하지만 그렇게 되받아치지 못한 이유가 저에게도 있었습니다. 가족에게 그 이야기를 듣기 얼마 전이었는데, 운전 중에 깜빡 졸 뻔한 적이 있었습니다.

원래 운전을 아주 좋아했기 때문에 자주 하는 편이었습니다. 먼 곳에 갈 때는 좋아하는 라쿠고(落語, 만담)를 틀어놓곤 했습니다. 운전이 저의 스트레스 발산법 중 하나이기도 했습니다.

그런데 깜박 졸 뻔했던 순간, 진심으로 섬뜩함을 느꼈습니다. 이런 일은 이제까지 한 번도 없었습니다. 그때 '슬슬 그만둘 때가 되었구나'라고 느꼈습니다. 그래서 가족에게 면허 반납 이야기를 들은 것은 저 자신에게도 좋은 기회였습니다.

지금 부모님에게 면허 반납을 어떻게 부탁하면 좋을지 망설이고 있는 사람이 많을 것입니다. 운전 솜씨가 좋았던 부모님, 지기 싫어하는 성격의 부모님, 자존심이 센 부모님 그리고 운전하지 않으면 일상생활에 곤란한 점이 많은 부모님을 설득하는 것은 매우 어려운 일입니다. 솔직히 말하면 저도 뭐라고 조언을 하면 좋을지 모르겠습니다. 다만 이야기할 수 있는 것은, 부모님 잘못이 아니라 뇌의 염증과 산화가 문제라는 것입니다. 이것을 전제로 깔고 나서 이야기하는 것이 중요하다고 생각합니다.

그래도 "부모님이 화를 내는 바람에 대화를 제대로 할 수 없었다"는 이야기를 많이 듣습니다. 화를 잘 내는 것도 인지기능 쇠퇴의 한 가지 증상입니다. 감정을 컨트롤하기 어려워졌기 때문에 나타나는 증상인 것입니다. 그러므로 고령의 부모님이 어느 정도 화를 잘 내게 된 것은 어쩔 수 없는 일이기 때문에 자녀도 덩달아서 화를 내서는 안 됩니다.

반납 이야기를 하기 어렵다면 우선은 인지기능이 쇠퇴했다는 것을 자각시키는 것부터 시작하면 좋을 것입니다. 부모님이 운전하는 차의 조수석에 앉아서 운전할 때 이전과 달라진 점을 말로 전달해 보는 것은 어떨까요?

예를 들면 급브레이크나 급 핸들 조작을 하면 "지금 깜짝 놀라셨죠?", "위험할 뻔했네요."라는 이야기를 자존심에 상처 주지 않도록 조심하면서 해야 합니다.

"예전에는 운전을 좀 더 부드럽게 하셨던 것 같은데 지금은 꽤 거칠어지셨네요."

그렇게 지적받고 자신의 운전기술이 쇠퇴했음을 느끼지 못하는 사람은 없을 것입니다. 이런 과정을 반복해 가면, 이윽고 부모님이 '이제 그만둘 때가 됐구나' 생각할지 모릅니다.

또한, 고령 운전자에게 많은 것이 주차할 때 브레이크와 액셀을 혼동하는 일입니다. 인지기능이 쇠퇴해 있으면 혼동하기 쉬운 부분입니다. 이것에 대해서는 시간이 걸리더라도 조급해하지 말고, 천천히 주위를 살피고 브레이크를 확실히 확인한 다음에 차를 멈추도록 조수석에서 이야기해 줍시다. "서둘지 않으셔도 돼요."라는 한마디가 중요합니다. 뒤에 오는 차를 기다리게 하더라도 사고를 일으키지 않는 것이 훨씬 중요합니다.

무엇보다도 중요한 것은 사고로 사람의 생명과 건강을 빼앗지 않는 것입니다. 그러한 위험은 가능한 한 피하게 하십시오.

예를 들면 아이들이 등하교하는 시간대에는 운전하지 말 것, 석양이 눈부신 저녁 시간도 피할 것, 비 오는 날은 시야가 좁아지므로 운전을 하지 말 것 등 규칙을 정하고, 면허를 반납하지 않는다면 그런 규칙만이라도 지키게 해야 합니다.

단, 무엇이든 다짜고짜 이야기해서는 안 됩니다. "이제 연세가 되셨으니 잘 좀 생각해 보세요.", "운전이 너무 위태롭고 무서워서 볼 수가 없어요."라는 말을 듣는다면 충격을 받고 "자식들한테 그런 소리를 들을 정도로 정신이 나가진 않았어!"라고 쏘아붙이려는 부모님이 많을 것입니다.

▶ '사는 재미'가 있는 부모님은 돌봄이 필요 없다

　면허를 반납했기 때문에 저는 골프를 치러 자유롭게 갈 수 없게 되었습니다. 하지만 그렇게 곤란하지는 않았습니다. 골프를 치러 가고 싶을 때는 "면허를 반납해서 운전할 수 없어."라고 하면, "대단해!", "훌륭한 결단을 했군!"이라고 하면서 모두가 칭찬해 주고, 누군가가 데리러 와 줍니다. 가족도 "아버지는 면허가 없으시니까"라면서 자주 차를 태워주게 되었습니다.

　그런 가족의 친절함을 느낄 때 저는 매우 기쁩니다. 가족 입장에서는 제가 운전을 하게 두고 안절부절못하는 것보다 운전을 해주는 편이 훨씬 마음이 편해서 그런 것도 모르지만 말입니다.

　면허 반납으로 곤란해진 것은 가고 싶은 장소에 자유롭게 갈 수 없게 되는 것입니다. 면허 반납을 계기로 집에 틀어박히게 되는 고령자도 많다는 보고도 있습니다. 뇌는 자극이 줄면 곧바로 쇠약해집니다. 이것도 치매를 일으키는 원인이 됩니다. 그러므로 면허 반납을 요구하는 경우, 우선은 운전하지 않아도 갈 수 있는 곳에서 부모님이 즐거움과 기쁨을 느낄 수 있게 도와주는 것이 좋다고 생각합니다.

　실제로 사는 재미를 느끼고 있는 사람은 건강 수명이 늘고 생존률이 높다는 연구 보고가 있습니다. 미야기현 오사키(大崎) 보건소 관내의 40세부터 79세까지 성인남녀 5만 4,996명을 대상으로 한 조사에서는 '사는 재미와 의욕이 있다'고 대답한 사람은 59.0퍼센트, '어느 쪽도 아니다'는 36.4퍼센트, '없다'고 대답한 사람은 4.6퍼센트였습니다.

　이러한 대답을 한 사람들을 추적 조사해서 사망 및 생존 여부, 그리고 사망 연월일과 사망 원인 등을 기록했습니다.

　그 기록에 따르면, '사는 재미가 있다.'고 대답한 사람의 생존률은 그렇지 않은 사람에 비해 현격히 높았습니다.

　이 외에 스포츠, 취미, 오락 활동 참가율이 높은 사람, 자원 봉사나 시민 활동에 자주 참가하는 사람은 돌봄을 받는 확률이 낮았다는 결과도 보고되었습니다.

저에게도 '사는 재미'가 있습니다. 교통사고를 일으킨다면 그것을 할 수 없게 됩니다. 그 둘을 비교해 본다면 면허의 문제는 그다지 중요하지 않을 것입니다.

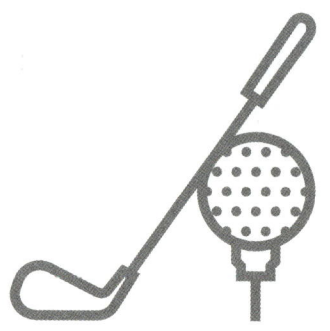

실제로 사는 재미를 느끼고 있는 사람은
건강 수명이 늘고 생존률이 높다는
연구 보고가 있습니다.

만보기는 치매 예방을 위한 최고의 선물

제가 면허를 반납하자, 가족이 만보기를 선물해 주었습니다.

'치매에 걸리지 않기 위해 하루에 1만 걸음 걸으세요'라는 의미인 것 같습니다.

저는 원래 걷는 것을 매우 좋아했습니다. 운동도 달리기도 잘했습니다. 학생 시절에는 유도와 마라톤을, 어른이 된 후에는 테니스와 등산을 즐기는 등 체력에는 자신이 있는 편이었습니다. 하지만 파킨슨병 같은 증상이 나타나고 나서는 다리가 뻣뻣해져서 제대로 움직일 수 없기도 하여 걷는 것이 꺼려질 때도 있었습니다.

그런데 아침 식사 거르기를 시작하고, 아침에 MCT 오일이 들어간 커피를 한 잔 마시게 된 다음부터 그런 증상은 매우 가벼워졌습니다. 케톤체를 많이 만들어낼 수 있는 신체가 되어 몸과 뇌 속의 염증이 줄었기 때문일 것입니다. 몸도 덜 피곤해지게 되고 걷는 것도 편안해졌습니다. 시라사와 다쿠지(白澤卓二) 선생님도 케톤체는 알츠하이머병에만 유효한 것이 아니라 '파킨슨병, 간질, 근위축성측색경화증(ALS)에도 효과를 기대할 수 있다'고 『코코넛오일로 치매없는 건강한 삶』(주부의 벗社 건강시리즈)(번역서: 기적의 코코넛오일, 치매없는 건강한 삶, 정난진역 DSBOOK)에서 지적하고 있습니다.

체력의 쇠퇴를 실감하는 것은 고령자에게 있어 커다란 불안입니다. 불안과 고독 등의 심리 상태도 치매를 초래하는 위험인자가 됩니다. 그럴 때 가족이 선물해 준 만보기는 '다시 힘을 내서 걸어볼까'라는 마음을 가질 수 있도록 제 등을 살짝 도닥여 주었습니다. 면허가 없어도 자신의 다리로 걸을 수 있는 몸이라면, 여전히 행동 범위를 넓혀갈 수 있다고 생각하게 해준 것입니다.

사실 걷는 것은 치매를 예방하는 좋은 방법이 됩니다. 매우 흥미로운 연구 결과가 있습니다.

'보폭이 좁은 사람은 넓은 사람보다도 치매에 걸리기 쉽다.'고 도쿄도 건강

장수의료센터 연구소의 다니구치 유(谷口優) 연구원이 2012년에 보고했습니다. 다니구치 연구원의 연구팀은 군마현과 니가타현 2개 지역에서 70세 이상의 고령자를 대상으로 인지기능을 포함한 여러 검사를 실시했습니다. 추적 기간은 2년 7개월이고, 대상 인원은 683명입니다.

이 연구에서 명백한 차이가 나타난 것은 보폭이었습니다. 보폭을 '넓다', '보통', '좁다' 3개 그룹으로 나누어 조사한 결과, 보폭이 넓은 사람들보다도 좁은 사람들은 치매에 걸릴 위험이 약 3배나 되었습니다. 여성의 경우에는 그 차이가 더욱 커서 5.8배나 되었습니다.

노화에 따라 운동량을 줄이면 신체의 지방량을 증가시켜 근육이 약화됩니다. 근육이 약해지면 보폭을 넓게 할 수 없어 좁은 보폭으로 종종걸음을 걷게 됩니다. 이러한 걸음걸이는 매우 피로해지기 쉬워지므로 걷는 것을 꺼리게 됩니다. 그러면 점점 더 일상생활에서 운동량이 감소됩니다. 그 결과 치매가 일어나게 되는 것으로 보입니다.

면허를 반납한 부모님께는 만보기를 선물해 드리면 어떨까요? 그리고 하루가 끝날 무렵 "오늘 몇 걸음 걸으셨나요?"라고 문자를 주고받고 "보폭을 넓게 해서 걸어 보세요."라고 이야기해 줍시다. 이러한 것도 부모님의 치매를 막는 좋은 방법이 됩니다.

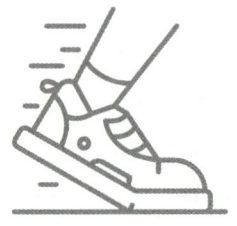

보폭이 넓은 사람들보다도 좁은 사람들은
치매에 걸릴 위험이 약 3배나 되었습니다.

걷는 시간은 하루 24분이면 된다

그렇다면 어느 정도 시간을 걸으면 치매 예방에 도움이 될까요?

도쿄건강장수의료센터 연구소의 보고에 따르면, "70~80세 여성의 인지기능 테스트 성적과 운동 습관의 관계를 조사한 연구에서 평소 자주 걷는 사람은 테스트 성적이 좋았는데, 적어도 1주일에 90분(하루에 약 15분) 걷는 사람은 1주일에 40분 미만 걷는 사람보다 인지기능이 좋다는 것이 밝혀졌다."고 합니다. 또한, 1주일에 2.8시간 이상 걷는 사람은 인지기능 득점이 크게 올랐습니다. 단순히 계산하면 하루에 24분 이상입니다. 저는 "치매 예방을 위해 하루 1만 걸음 걸으세요"라며 만보기를 선물 받았지만, 치매 예방을 위해서라면 그렇게 많이 걷지 않아도 좋을 것 같습니다.

그렇다면 왜 걷는 것이 치매를 예방하는 데 도움이 되는 것일까요?

뇌는 체중의 2퍼센트밖에 되지 않는 장기입니다. 그럼에도 전신의 20퍼센트나 되는 산소를 소비합니다. 뇌의 신경 세포는 활동하는 데 많은 에너지를 사용하기 때문에 많은 산소가 필요한 것입니다. 그 때문에 대량의 혈액이 뇌에 보내지고 있습니다.

신경 세포는 매우 섬세한 세포라서 혈액이 정체되면 손상되기 쉽고, 한번 손상되면 재생되지 않습니다. '쓰레기'가 되어버리는 것입니다. 이 쓰레기가 제대로 회수되지 않음으로써 치매가 일어난다는 것은 앞서 이야기했습니다. 쓰레기를 배제하기 위해서는 혈류를 좋게 해서 불필요한 물질을 운반해 가도록 하는 것이 필수적입니다.

도쿄건강장수의료센터 연구소는 걷는 것이 해마와 대뇌피질의 혈류를 증가시킨다고 지적했습니다. '아세틸콜린'이라는 화학물질이 증가함으로써 뇌속의 혈관이 확장되어 혈류가 좋아진다는 것을 발견한 것입니다. 더구나 아세틸콜린은 뇌를 보호하는 중요한 단백질을 증가시킵니다. 또한, 아세틸콜린을 방출하는 신경의 기능을 높임으로써 신경 세포의 손상을 경감시킬 수도 있다고 합니다.

그렇다면 뇌 속 아세틸콜린의 양을 증가시키기 위해서는 어떻게 걸으면 좋을까요?

실험용 쥐를 사용한 실험에 따르면, 빠르게 걸을 필요는 없고 혈압이 별로 오르지 않는 정도의 무리 없는 보행이 중요하다고 합니다.

이상을 정리하면, 치매를 예방하기 위한 걷기 방법이란 '보폭을 넓게, 무리 없는 정도의 평소와 같은 빠르기로, 하루 24분 이상 걸을 것'이 됩니다.

그렇다면 이것을 어떻게 부모님께 이야기해 드리면 잘 실행하게 할 수 있을까요?

이상적으로는, 부모님과 함께 걸을 때 이런저런 이야기를 하면서 "전에 책에서 읽었는데요."라고 말을 꺼내면 좋을 것입니다. 함께 걸으면 부모님이 어떤 식으로 걷는지도 알 수 있습니다. "조금 보폭이 좁은 것 같은데, 좀 더 성큼성큼 걸으면 뇌에 좋다더라고요."라고 하면 매우 알기 쉽고 마음에도 확실히 전달될 것입니다. 또한 "조금 더 같이 걷고 싶으니까 약간 더 돌아서 가죠."라고 자녀가 말하면 부모님 입장에서는 힘을 낼 수밖에 없을 것입니다.

한편, 다리가 생각하는 대로 움직이지 않게 된 경우에는 손과 발을 천천히 부드럽게 15분 정도 문질러 드리는 방법으로도 뇌의 혈류를 증가시킬 수 있다고 합니다.

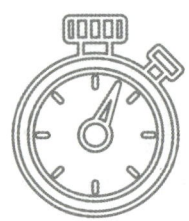

치매를 예방하기 위한 걷기 방법이란
'보폭을 넓게, 무리 없는 정도의 평소와 같은 빠르기로,
하루 24분 이상 걸을 것'이 됩니다.

부모님이 치매에 걸리지 않게 하는 방법 ①

◎ 아침 식사 대신에 'MCT 오일'이 들어간 커피·녹차를 마신다.

◎ 낮에는 '칼슘이 풍부한 생수'를 목이 마르기 전에 마신다.

◎ 아침에 일어나자마자, 그리고 자기 전에 '알칼리성 연수(軟水)'를 마신다.

◎ 보폭은 넓게, 무리 없는 속도로, 하루 24분 이상 걷는다.

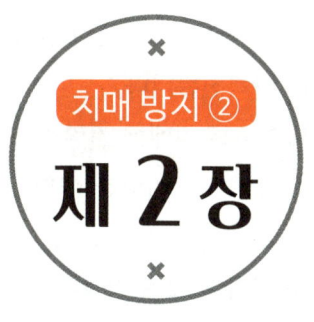

제 2 장

치매 방지 ②

하얀색 주식(主食)은 드시지 않게 한다

치매란 '뇌의 당뇨병'이다

'치매는 뇌의 당뇨병'이라고도 불립니다.

실제로 당뇨병인 사람은 그렇지 않은 사람에 비해서 알츠하이머병과 뇌혈관성 치매에 걸릴 위험이 2~4배나 높다는 것이 규슈대학이 시행한 '히사야마마치(久山町) 연구'에 의해 밝혀졌습니다.

비만이라고 진단받은 사람일수록 치매에 걸릴 위험이 크다고 앞에서 이야기했는데, 당뇨병도 치매를 일으키는 커다란 위험인자입니다. 바꿔 말하면 당뇨병을 개선하면 치매가 생길 위험을 낮추는 것이 가능합니다.

그럼 부모님이 당뇨병이 아니라면 치매 걱정은 없는 것일까요?

유감스럽지만 그렇다고는 할 수 없습니다. 흰쌀밥을 매일 먹는 사람, 면류와 빵을 좋아하는 사람, 달콤한 간식과 과자 등을 자주 먹는 사람도 치매에 걸릴 위험이 높습니다.

당질이 많이 포함된 음료수를 좋아하는 사람도 주의가 필요합니다. 주스처럼 단맛이 나는 음료수를 하루 1잔 이상 마시는 사람은 1잔 미만 마시는 사람에 비해 뇌의 용적이 작아졌다는 보고도 있습니다. 건강을 위한다면서 스포츠음료나 과즙 음료, 요구르트 음료 등을 마시고 있는 사람도 있을 것입니다. 이런 음료에도 당분이 많아서 치매에 걸릴 위험을 높이게 됩니다.

흰쌀밥, 면류, 빵, 과자, 단맛이 나는 음료수에는 당질이 많이 포함되어 있습니다. 이러한 식품에 포함된 당질이 장에서 분해되면 포도당이 됩니다. 포도당은 혈액 속으로 흡수되면 하나하나의 세포에 들어가서 에너지원으로 사용됩니다. 하지만 포도당의 양이 너무 많아지면 몸은 그것을 다 사용하지 못하고, 흡수되지 않은 포도당이 혈액 속을 흘러 다니게 됩니다. 이 상태를 '고혈당'이라고 합니다. 고혈당이 오래 계속되거나 자주 일어나게 되면 세포의 산화와 염증이 일어나게 됩니다. 뇌세포에도 마찬가지로 산화와 염증이 일어나서 제1장에서 이야기한 것과 같은 뇌의 변성을 일으키게 되는 것입니다.

당뇨병은 뇌를 '연료 부족' 상태로 만든다

'혈당치'라는 말을 자주 들으시지요? 혈액 속 포도당의 양을 말합니다. 이 수치를 컨트롤하는 것이 치매 예방에는 필수적입니다.

사람의 몸에는 혈당치를 일정하게 유지하기 위한 시스템이 구비되어 있습니다. 그중 한 가지가 인슐린이라는 호르몬이 분비되는 것입니다. 식사를 해서 혈액 속 포도당의 양이 증가하면, 즉 혈당치가 오르면 췌장에서 인슐린이 분비됩니다. 인슐린은 포도당을 세포 속으로 집어넣기 위해 작용하는 호르몬입니다. 인슐린이 작용함으로써 포도당이 에너지로 변환되어 혈당치가 낮아집니다.

식사로 섭취한 포도당의 양이 많아지면 그만큼 인슐린이 많이 필요해집니다. 당질을 너무 많이 섭취하면 췌장은 인슐린을 계속 만들 수밖에 없게 됩니다. 이러한 일이 자주 일어나면 췌장은 결국 지쳐 버리게 됩니다. 그러면 인슐린 분비량이 감소해 버리거나, 기능이 떨어진 인슐린밖에 만들어 내지 못하게 되거나, 혹은 그 두 가지가 동시에 일어나게 됩니다.

이러한 상태가 당뇨병입니다. 당뇨병에 걸리면 몸이 포도당을 에너지원으로 충분히 사용할 수 없게 되어 고혈당 상태가 계속됩니다.

이 상태가 뇌에서 일어나면 어떻게 될까요?

뇌세포는 '연료 부족'이 됩니다. 혈액 속으로 대량의 포도당이 운반되어도 인슐린 기능이 떨어져서 뇌세포가 제대로 흡수하지 못하는 것입니다. 생명과 사고(思考)의 컨트롤 센터인 뇌는 체내에서 가장 에너지 부족에 약한 장기인데도 말입니다.

더구나 혈액 속 포도당의 농도가 높은 것은 이상 상태이기 때문에 면역이 반응해서 염증을 일으켜 혈관을 너덜너덜하게 만들어 갑니다. 이렇게 되면 뇌경색과 뇌출혈이 일어나기 쉬워 뇌혈관성 치매 위험도 커지는 것입니다.

오후에 먹는 간식은 단것을 드시게 해서는 안 된다

원래 인슐린은 '랑게르한스섬(Langerhans islets)'이라는 췌장의 일부에서 24시간 항상 계속 분비됩니다.

이것을 '기초 분비'라고 부릅니다. 그 양은 조금뿐이라 췌장을 피로하게 할 정도는 아닙니다. 하지만 당질이 많은 것을 먹으면 췌장은 인슐린 분비량을 10~30배나 늘릴 수밖에 없게 됩니다.

☐ 센베이와 만주를 좋아해서 오후에 간식으로 자주 먹는다
☐ 입이 심심해서 단 과자와 사탕을 자주 입에 넣는다

부모님이 이러한 습관을 가지고 계시다면 고치게 해야 합니다.

공복 상태일 때 센베이, 만주, 쿠키, 케이크, 빵, 사탕 등 쌀, 밀가루, 설탕 등으로 만든 간식을 먹는 것은 위험성이 큽니다. 당질이 많기 때문입니다.

'혈당 스파이크'를 일으키게 되는 것입니다.

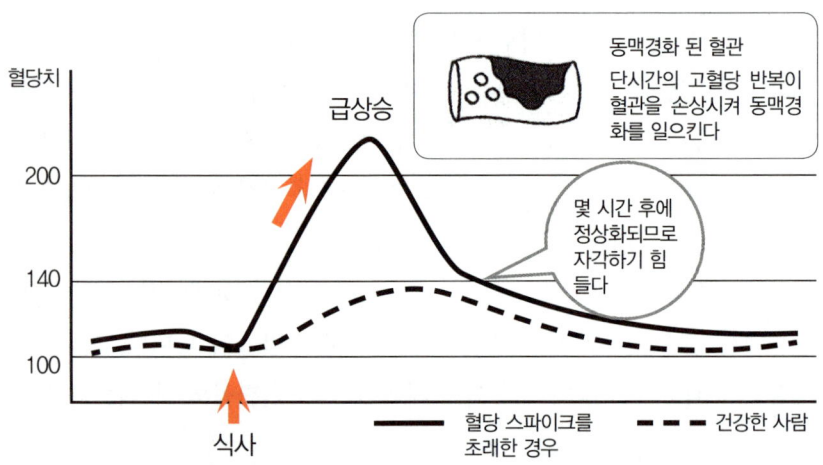

혈당 스파이크

정상적인 경우 식후 혈당치는 위의 그래프에서 볼 수 있듯 상승에서 하강까지 완만한 곡선을 그립니다. 그런데 못(스파이크)처럼 뾰족한 선을 그리면서 급격하게 상승하고 급격하게 하강하는 경우가 있습니다. 이 상태를 '혈당 스파이크'라고 합니다.

혈당 스파이크가 위험한 것은 혈당치의 급격한 변동이 혈관을 손상시키기 때문입니다.

그 손상을 복구하는 과정에서 혈관 벽은 두껍고 딱딱하게 되어 동맥경화로 이어지게 됩니다. 이렇게 되면 혈액의 흐름이 나빠져서 뇌세포가 '연료 부족'을 일으키기 쉬워집니다. 그러면 뇌세포가 변성되어 뇌에 쓰레기가 쌓이기 쉽게 되는 것입니다.

그렇다면 왜 간식으로 당질이 많은 음식을 먹으면 혈당 스파이크를 일으키는 것일까요? 위가 비어 있을 때 당질이 많은 음식부터 먹으면 포도당으로 분해되어 흡수되는 속도가 빨라집니다. 이렇게 되면 인슐린이 급격히 분비되어 단숨에 혈당치를 낮춥니다.

출출한 상태에서 먹는 간식일수록 주의가 필요합니다. 특히 손상되기 쉬운 70세 이상의 뇌에 당질 덩어리라고 할 수 있는 과자는 위험합니다. 간식을 끊지 못한다면 당질이 적은 것을 권하도록 합시다. 견과류, 삶은 달걀, 마른 오징어, 미역 줄기, 다시마 조각, 카카오 70퍼센트 이상의 초콜릿 등입니다.

▶ 하얀색 주식은
뇌세포를 쓰레기로 만든다

혈당 스파이크를 일으키는 음식은 과자류뿐만이 아닙니다.

흰쌀, 빵, 우동, 라면, 파스타 등도 있습니다. 이러한 것들에는 공통점이 있습니다. 그것은 '하얗거나' 혹은 '하얀 계통의' 색이라는 점입니다. 이러한 것들은 식이섬유를 깎아낸 곡물입니다. 식이섬유가 적은 만큼 위장에서 소화흡수가 빨라 혈당치를 급격히 올려서 인슐린을 대량으로 분비시키는 원인이 됩니다. 또한, '당화(糖化)'를 일으킵니다. 당화란 당질이 단백질과 결합해 단백질을 열화(劣化)시켜버리는 반응을 말합니다. 그 과정에서 'AGEs(Advanced Glycation End-products)'라는 해로운 물질이 대량으로 만들어집니다. 우리말로는 '최종 당화산물'이라고 번역되는데, 이 물질도 뇌에 쓰레기 단백질이 쌓이게 하는 원인입니다. 흰쌀밥을 먹지 않으면 식사를 한 것 같지 않다며 하얀색 주식(主食)을 매일 먹으면 신체의 단백질에 당질이 계속 결합해 갑니다. 원래 깨끗했던 단백질이 설탕을 뿌린 것처럼 끈적끈적한 상태가 되어버리는 것입니다. 이것이 AGEs입니다.

이렇게 되면 원래의 깨끗한 단백질로는 더 이상 돌아가지 못합니다. 게다가 조직에 끈끈하게 들러붙어 좀처럼 배출되지 않게 됩니다. 그렇게 해서 도처에 노화를 일으키고 조직을 너덜너덜하게 만들어 갑니다. 그 때문에 AGEs가 쌓여 가는 것을 '슬로우 미라화 현상'이라고도 하는 것입니다.

더구나 뇌는 AGEs를 만들기 쉬운 장기입니다. 뇌의 80퍼센트는 수분이라고 했는데, 그 수분을 제외하고 나면 40퍼센트는 단백질, 60퍼센트는 지질로 만들어져 있습니다. 거기에 대량의 포도당이 흘러들어오면 뇌에 많이 존재하는 단백질과 결합해 AGEs가 되어버리는 것입니다. 실제로 알츠하이머병의 발병에도 AGEs가 연관되어 있는데, 알츠하이머병에 걸린 뇌에서 관찰되는 검버섯에는 대량의 AGEs가 포함되어 있다고 합니다. 또한 루이소체 치매 환자의 뇌에 있는 루이소체에도 많은 AGEs가 쌓여 있다는 것이 밝혀졌습니다.

50세가 넘으면 부모님도 당신도 하얀색 주식은 먹지 않는다

저는 이전에 『50세부터는 탄수화물 끊어라』(大和文庫)(황미숙 역, 니들북)라는 책을 썼습니다. 50세가 지나면 에너지 만드는 방법을 스스로 의식해서 바꿔 가는 것이 건강 장수의 비결이라는 것을 이야기한 책입니다.

자세한 내용을 알고 싶으신 분은 그 책을 읽어주시기 바라며, 간단히 말하자면 우리의 몸은 '당 분해 엔진'과 '미토콘드리아 엔진'이라는 2개의 에너지 생산 시스템을 가지고 있습니다. 사람의 몸은 이 2개의 엔진을 원활하게 작동시킴으로써 필요한 에너지를 만듭니다.

당 분해 엔진은 포도당을 연료로 해서 에너지를 만드는 생산 시스템입니다. 순발력은 있지만 만들어낼 수 있는 에너지양은 적고 지속력이 없습니다.

반면 미토콘드리아 엔진은 미토콘드리아라는 작은 기관 안에서 작동하는 에너지 생산 시스템입니다. 여기서 당 분해 엔진에서 발생하는 피루브산(Pyruvic acid)이라는 물질을 흡수하고 산소를 연소시켜 대량의 에너지를 만들어냅니다.

단 미토콘드리아 엔진에도 약점이 있습니다. 당 분해 엔진이 피루브산을 만든 후가 아니면 작동하지 않기 때문에 순발력이 없습니다. 그러나 지구력에는 매우 우수한 엔진입니다.

젊을 때는 당 분해 엔진이 잘 작동합니다. 젊은 사람의 순발력 있는 움직임은 이 엔진에 의해 뒷받침되고 있습니다. 그래서 젊은 사람이 활동적으로 생활하기 위해서는 당 분해 엔진의 연료가 되는 포도당이 어느 정도 필요합니다.

그러나 사람의 몸은 50세 전후에 크게 바뀝니다. 세포 및 장기의 노화, 성호르몬 분비량의 감소 등이 일어나는 것입니다. 그로 인해 기력 감퇴와 컨디션 악화 등 갱년기 증상을 일으키는 경우가 있습니다. 근육 세포와 생식 기능 또한 감퇴해 갑니다.

그렇게 노화해 가는 몸을 활동적으로 작동시키기 위해서는, 연비는 떨어지지만 순발력이 있는 당 분해 엔진이 아니라 연비가 좋고 지속력이 우수한 미토콘드리아 엔진을 위주로 전환해 가야 계속해서 건강하고 의욕적으로 살아갈 수 있습니다.

즉 건강하게 오래 살기 위해서는 50세를 넘으면 미토콘드리아 엔진이 중심이 되어 작동하게 하는 식생활을 하는 것이 중요합니다. 그것을 위해서는 다량의 포도당을 사용하는 당 분해 엔진의 작동을 억제할 필요가 있습니다. 미토콘드리아 엔진은 당 분해 엔진이 지나치게 작동하면 기능이 정체되기 쉽기 때문입니다. 더구나 일이 없어진 미토콘드리아는 숫자를 줄여 갑니다. 이렇게 되면 에너지 생산 효율이 대폭 낮아지게 됩니다.

그래서 필요해지는 것이 밥과 같은 하얀색 음식 중심의 식사를 바꾸는 것입니다.

50세가 넘으면 하얀색 주식(主食) 섭취를 중단해야 20년 후의 뇌를 지킬 수 있습니다. 부모님이 주식을 하루에 세끼 계속 섭취하며 오늘까지 왔다면, 미토콘드리아 감소와 뇌세포 당화를 억제하기 위해서 더 이상의 주식 섭취를 그만두시게 해야 합니다.

젊을 때와 같은 식생활을 계속하면 '뇌의 쓰레기'는 늘어간다

당질이 많은 음식을 먹는 것은 '활성산소'라는 물질을 뇌와 신체 속에 대량으로 발생시키는 원인도 됩니다.

치매의 2대 원인은 뇌의 염증과 산화라고 제1장에서 이야기했습니다. 이 중 산화를 일으키는 물질이 활성산소입니다. 사실 활성산소의 일부는 미토콘드리아 엔진에서 발생하고 있습니다.

원래 미토콘드리아 엔진에서는 산소를 연소시켜서 효율적으로 대량의 에너지를 만들어냅니다. 호흡으로 들어온 산소의 90퍼센트 이상이 미토콘드리아 엔진에서 사용되어 그 0.1~2퍼센트가 활성산소로 바뀌고 있습니다.

미토콘드리아 엔진에서 나오는 활성산소는 비유하자면 '타고 남은 찌꺼기' 같은 것입니다. 산소를 연소시켜서 대량의 에너지를 만들어내는 가운데 '타고 남은 찌꺼기'가 발생하는 것은 피할 수 없습니다. 그래서 사람의 몸은 활성산소의 해로운 영향을 없애기 위해 '항산화 물질'이라는, 산화를 억제하는 물질을 스스로 만들어낼 수 있게 되어 있습니다.

그런데 그 작용은 20대를 정점으로 약해져 갑니다. 30대가 지나면서부터 피부의 열화(劣化)가 시작되어 '20대 때와는 다르구나'하고 느끼는 일이 늘어갈 것입니다. 이것은 신체가 활성 산소를 제거하지 못해 세포의 산화가 진전되었기 때문에 일어나는 현상입니다.

그렇다면 활성 산소란 어떤 물질일까요?

한마디로 말하면 '산화력이 매우 강한 물질'입니다.

산화라는 것은 간단히 말하면 녹이 스는 것입니다. 예를 들면 쇠가 산화하면 부슬부슬 부스러져 갑니다. 사과는 껍질을 벗긴 채 방치하면 표현이 갈색이 되고 물러져서 맛이 없어집니다. 그런 현상이 바로 산화입니다. 즉 산화란 물질을 열화시키는 작용인데, 사람의 경우에는 노화로 인도하는 현상입니다. 산소도 산화력이 강한 물질이지만 활성산소는 그것을 뛰어넘는 강한 힘을 가지고 있습니다.

　인체를 구성하는 물질 중에 특히 활성 산소의 해로운 영향을 받기 쉬운 것이 지질과 단백질입니다. 우리의 뇌는 지질과 단백질로 구성되어 있습니다. 그 때문에 특히 뇌는 활성 산소의 해로운 영향에 의해 산화되기 쉬운 것입니다. 산화는 뇌세포를 쓰레기 단백질로 바꾸는데, 그것이 축적되면 치매가 발생합니다. 그러므로 부모님의 치매를 막기 위해서는 활성 산소의 발생 량을 가능한 한 억제해야만 합니다.

　그러기 위해서는 혈당치의 급상승을 일으키지 말아야 합니다. 그것으로 미토콘드리아 엔진에서 활성 산소가 발생하는 양을 줄이는 것이 가능합니다.

　왜냐하면 미토콘드리아 엔진은 당 분해 엔진과 연동해서 움직이고 있기 때문입니다. 미토콘드리아 엔진은 산소를 연소시켜서 대량의 에너지를 지속적으로 만들 수 있는 고기능 엔진입니다. 비유하자면 연비가 좋은 전기 자동차입니다. 반대로 당 분해 엔진은 순발력은 좋지만 대량의 가솔린을 사용하는 구식 엔진의 스포츠카라고 할 수 있습니다. 사람의 몸은 이 2개의 엔진을 연동시켜서 작동하고 있는데, 구식 엔진이 지나치게 가동하면 고성능 엔진에서는 '타고 남은 찌꺼기'인 활성산소가 발생하기 쉬워집니다.

　그렇기 때문에 소중한 뇌를 지키기 위해서는 혈당치를 급상승시키는 식사를 해서는 안 되는 것입니다. 더구나 뇌세포의 열화가 진행되기 쉬운 50세를 지난 사람이 젊을 때와 같이 주식을 꼬박꼬박 섭취하는 생활을 계속하면, 대량의 활성 산소에 의해 뇌 속의 쓰레기 단백질을 스스로 증가시키게 되는 셈이 됩니다.

　예전에 치매에 걸린 사람의 다큐멘터리를 텔레비전에서 본 적이 있습니다. 많은 것을 생각하게 하는 내용이었습니다. 몇 번인가 식사 장면이 나왔는데, 치매에 걸린 사람도 그 가족도 밥과 우동 등 하얀색 주식 중심의 식사를 하고 있었습니다. '치매를 예방하기 위해서도, 증상의 진행을 억제하기 위해서도 당질은 삼가는 편이 좋다.' 이렇게 중요한 것이 얼마나 잘 알려져 있지 않은지를 절감했습니다.

제2장 하얀색 주식(主食)은 드시지 않게 한다

▶ 처음에는 채소부터 드시게 한다

참는 것을 강요당하면 사람은 불쾌해지고 스트레스를 느낍니다.

사실 스트레스도 활성 산소를 대량으로 만들어내는 원인이 됩니다.

"치매에 걸리지 않으시기를 바라요. 그러니까 흰쌀밥과 과자는 드시지 마세요." 흰쌀밥과 과자를 좋아하는 부모님께 직설적으로 이야기하면 스트레스를 줄 수도 있습니다. 그러면 뇌세포의 열화를 초래하게 됩니다. 어떻게 하면 좋을까요? 우선은 간단하게 먹는 순서를 바꾸는 것부터 시작하도록 합시다. 혈당치는 먹는 순서를 통해서도 컨트롤해 갈 수 있습니다.

혈당치를 컨트롤할 수 있는 먹는 방법이란 '베지터블 퍼스트'라고 할 수 있습니다. 한마디로 채소부터 먹는 것입니다.

채소에는 식이섬유가 풍부합니다. 식이섬유는 소화에 시간이 걸릴 뿐 아니라 위 속에서 서서히 이동하는 성질이 있습니다. 이 때문에 식이섬유를 먼저 위에 넣어두면 그 다음에 당질이 들어와도 포도당 흡수가 완만해집니다.

또한 식이섬유는 수분을 함유하면 크게 팽창하거나 걸쭉한 젤 상태가 되어 위장을 자극하기 때문에 포만감을 얻기 쉽게 해줍니다. 배가 빨리 부르기 때문에 '밥은 안 먹어도 되지 않을까'라고 생각하게 해주는 것입니다.

하지만 눈앞에 주식이 있으면 '안 먹으면 아깝다'고 생각하게 되는 것도 인지상정입니다. 이것을 막기 위해서는 처음부터 아예 밥을 준비하지 않는 것이 좋다고 생각합니다. "식사가 부족한 것 같으면 마지막에 조금만 담아서 드시면 어떨까요?"라고 이야기해 보십시오.

그리고 채소 다음에는 생선과 고기 등 메인 요리를 먹습니다. 이러한 것들은 단백질이 풍부합니다. 단백질이 당질보다 소화 흡수가 느립니다. 이것을 먼저 먹음으로써 혈당치의 상승을 조금 더 늦출 수 있습니다.

'그래도 밥이 먹고 싶다'는 생각이 든다면 작은 공기에 절반 정도만 드시게 하는 것이 좋다고 생각합니다. 단 흰쌀밥보다는 오곡과 현미 등 식이섬유를 깎아내지 않은 쌀을 드시게 하는 것이 부모님 세대의 뇌에는 좋을 것입니다.

▶ 나는 중도 당뇨병을 '당질 제한'으로 고쳤다

'당질 제한'이라는 식이 요법이 있습니다.

주식, 과자, 주스류 등과 감자류, 호박, 옥수수, 연근, 팥, 강낭콩, 누에콩, 과일 등 당질이 많은 음식물을 피한다면, 고기와 같은 칼로리가 높은 것은 자유롭게 먹어도 된다는 식사 방법입니다.

당질 제한은 당뇨병 개선에 효과가 높은 식이 요법이라고 저는 생각합니다.

저는 과거에 중도 당뇨병에 걸렸던 적이 있습니다. 20년 전에 인도네시아에서 장기적인 의료 조사를 했을 때입니다. 더위 속에서 매일 격렬하게 활동했습니다.

땀을 많이 흘리는 저는 탈수 증상을 억제하기 위해서 스포츠음료를 매일 마셔댔습니다. 그러자 급격하게 살이 빠졌습니다. 1주일 정도 후에 배 주위의 군살이 줄고, 팔 근육도 가늘어지고, 체중도 단숨에 5킬로그램 이상이나 줄었습니다. 소변에 매우 거품이 많았고 혀에 대 보니 단맛이 났습니다. 황급히 혈당치를 재보니 공복 혈당이 500mg/dl(정상치 80~99mg/dl)씩이나 올라가 있었습니다.

귀국 후 모교 대학병원의 당뇨병 전문 교수에게 진료를 받고 인슐린 주사를 맞았습니다. 그때 지도받은 식이 요법은 섭취 칼로리의 약 60퍼센트를 당질로 섭취하는 것이었습니다. 하지만 이 식이 요법으로도 고혈당증은 좀처럼 낫지 않아 약을 사용해서 겨우 혈당치를 컨트롤할 수 있었습니다.

10여 년 후 다시 중도 당뇨병이 생겼습니다.

공복 시 혈당이 450mg/dl 이상이 되었던 것입니다.

그때 저는 칼로리 제한만 생각하면서 식사를 하고 있었습니다. 당시에는 '뇌의 영양소는 오직 포도당뿐'이라는 것이 의료계에서도 상식이었습니다. 나름 지식 노동자 나부랭이라고 자부하고 있던 저는 뇌에 충분한 영양을 공급해야 한다고 생각해서 전문의의 지도에 따라 섭취 칼로리의 약 60퍼센트를 당질로 섭취하고, 칼로리가 높은 고기 요리 따위는 될 수 있는 한 피했습니다. 하지만 2번이나 중도 당뇨병을 경험하고, 당질에 의존해 에너지를 만들어서는 당뇨병 개선이 어렵다는 것을 이때 비로소 절감했습니다.

더군다나 실제로는, 뇌의 영양소는 포도당만이 아니었습니다. 지방에서 만들어지는 케톤체가 오히려 뇌에는 효율적인 에너지원이 됩니다. 하지만 포도당을 많이 섭취하고 있으면 체내에서는 케톤체가 만들어지지 않습니다.

당뇨병은 투병 기간이 길어질수록 혈관을 너덜너덜하게 해서 만병을 일으키는 질환입니다. 치매도 그중 한 가지입니다. 이대로는 안 되겠다고 생각한 저는 여러 문헌을 읽었습니다. 그리고 에베 코지(江部康二)선생님(다카오병원 이사장)이 권장하는 당질 제한 식사를 알게 되었습니다.

당질 제한 식사는 간단한 식이 요법입니다. 섭취 칼로리는 신경 쓰지 말고 당질이 많은 식품만 피하면 되기 때문입니다. 저는 칼로리 제한으로 짜증을 느끼고 있었는데, 이 방법은 문제없이 실천할 수 있었습니다. 좋아하는 스테이크도 거리낌 없이 먹을 수 있습니다.

심지어 효과는 즉각적이었습니다. 칼로리 제한으로는 개선되지 않았던 혈당치가 인슐린 주사를 맞지 않고도 겨우 2주일 만에 공복 시 혈당 90mg/dl까지 저하된 것입니다. 혈당치의 지표인 당화혈색소(HbA1c)의 수치도 10.4에서 6.1(정상치 5.6 미만)까지 개선되고, 체중도 10킬로그램 줄어 비만도 해소된 것입니다.

부모님께 드리는 선물은 과자 대신 '고기', '달걀', '생선'을!

당질 제한은 '뇌의 당뇨병'이라고 불리는 치매 예방에도 유효한 식이 요법입니다.

방법은 간단합니다. 당질이 풍부한 식품만 먹지 않으면 그다음에는 고기나 생선도 칼로리를 신경 쓰지 않고 먹어도 되는 것입니다. 구체적으로 좋지 않은 것은 주로 다음과 같습니다.

- 하얗게 정제된 주식(主食). 흰쌀, 빵, 우동, 라면, 파스타 등. 그 외에 밀가루를 사용한 피자, 고기 왕만두, 만두, 사오마이, 튀김 등도 좋지 않음.
- 설탕, 밀가루, 쌀을 사용한 과자류.
- 전분이 많은 채소. 고구마, 감자, 마, 호박, 옥수수, 연근 등. 전분, 면, 당면, 칡 등에도 당질이 많음.
- 콩류 중에서는 팥, 강낭콩, 완두콩, 누에콩, 병아리콩 등.
- 당분이 많은 과일. 바나나, 딸기, 귤, 말린 과일 등.
- 설탕, 그래뉴당 등 하얗게 정제된 것. 단맛을 원할 때는 완전히 정제되지 않은 갈색 설탕을 소량만 사용한다. 인공 감미료도 좋지 않다.
- 당질을 많이 포함한 가공 조미료. 구운 고기를 찍어 먹는 소스, 폰즈 소스, 국수장국, 소스, 케첩 등.

이렇게 늘어놓으니 어쩐지 힘들어 보인다고 느낄 것 같습니다. 힘들다고 느껴지는 것은 부모님께도 말씀드리기 어렵겠지요. 그런 경우에는 먼저 '하얀색 음식'과 '과자'부터 드시지 말 것을 권해 주십시오. 이와 동시에 실천했으면 하는 것이 '베지터블 퍼스트 식사 순서'와 '당질이 많은 것을 간식으로 먹지 않는다' 입니다. 우선은 여기서부터 시작하면 충분합니다. 저도 이 3가지부터 시작했더니 혈당치가 안정되고 체중도 10킬로그램 줄어서 가장 좋은 상태를 유지할 수 있게 되었습니다.

다만 저의 경우 아버지와 어머니 모두 당뇨병이 있었기 때문에 유전적으로도 혈당치가 올라가기 쉬운 체질입니다. 그 탓인지 75세를 넘었을 무렵부터 앞서 이야기한 3가지를 지키는 것만으로는 혈당치를 컨트롤하기 어려워졌습니다. 파킨슨병 같은 증상이 점점 심해지고 통증이나 감기 등 염증 증상도 잘 낫지 않게 되었습니다. 그래서 몇 년 전부터 감자류와 과일 등도 먹지 않고 아침 식사도 거르기로 했습니다.

요즘은 주식과 과자류 등을 가능한 한 먹지 않는 생활에 익숙해졌기 때문에 그 외의 당질이 많은 식품을 먹지 않는 것도 그다지 고통스럽지 않습니다. 당질은 단계적으로 줄여 가면 뇌도 신체도 무리 없이 익숙해져 가는 법입니다.

한편 당질 제한을 시작했다면 단백질과 지질을 확실히 섭취해 가는 것이 중요합니다. 특히 먹어야 할 것이 '고기', '달걀', '생선' 3가지입니다. 이것들에는 단백질이 풍부합니다. 단백질은 뇌 세포의 주요 성분입니다. 뇌 세포를 젊게 유지하는 데에는 양질의 단백질이 필수적입니다.

당질을 제한하면 먹을 수 없는 게 많아져서 허전하다고 느끼는 사람이 있습니다. 하지만 실제로는 고기, 달걀, 생선 등 맛있는 것을 거리낌 없이 먹을 수 있는 식이 요법입니다.

부모님과 떨어져 사는 사람은 귀성할 때 선물을 준비할 텐데, 이때 과자 상자 같은 것이 아니라 양질의 고기, 달걀, 생선 등을 선물하면 좋을 것입니다.

'당질을 제한'하면
부모님은 점점 온화해진다

'당질 제한'을 시작하면 부모님의 성격이 점점 변해갈 것입니다.

처음에는 짜증과 불안이 강해집니다. 포도당은 뇌가 아주 좋아하는 영양소이기 때문입니다.

뇌는 에너지 요구도가 매우 높은 장기입니다. 그 때문에 앞서 이야기했듯 평소에는 지속력이 높은 미토콘드리아 엔진에 의존해서 에너지를 만들고 있습니다. 하지만 빠른 판단을 필요로 하거나, 스트레스를 느끼거나, 피곤해졌을 때는 순간적으로 더 많은 에너지를 필요로 합니다. 이때 뇌는 포도당을 요구합니다. 그것이 '단것을 먹고 싶다', '따끈한 밥이나 빵을 먹고 싶다'는 감정이 되어 나타나는 것입니다.

이러한 뇌의 요구에 따라 당질이 많은 음식을 먹으면 뇌는 쾌감을 얻어 '행복하다', '기쁘다'는 감정을 일으킵니다. 짜증을 잊을 수도 있게 될 것입니다.

하지만 그 쾌감은 잠깐입니다. 혈당치가 단숨에 높아지면 인슐린이 대량으로 분비되어 이번에는 단숨에 혈당치를 낮춰 버리기 때문입니다.

몸에서 저혈당 상태는 생명과 관계되는 커다란 문제입니다. 뇌가 '에너지를 만들 수 없다'고 초조함을 느끼게 됩니다. 따라서 다시 당질을 섭취하도록 만들기 위해 노르아드레날린 등의 스트레스 호르몬을 분비시킵니다. 그러면 짜증과 불안 등 부정적 감정이 강해져서 이전보다도 강렬하게 단것을 먹고 싶어지는 것입니다.

평소에 당질을 많이 섭취하는 부모님은 당질 제한을 시작했을 무렵 이 감정에 휘둘리게 됩니다. '무언가 먹고 싶다'고 간절하게 생각하게도 될 것입니다. 그럴 때는 "그것은 포도당 의존증에 걸린 뇌가 일으키는 감정이에요. 유혹에 지면 안 돼요."라고 부모님께 가르쳐 주십시오. 배가 고파서 먹고 싶어지는 것이 아니라 의존증에 걸려 있는 뇌가 포도당을 원하고 있을 뿐입니다. 이 감정이 일어나는 것은 길어야 2~3주일 동안입니다. 이 기간을 극복하면 기분은 바로 편안해집니다.

뇌가 포도당 의존증에서 벗어나면, 흰쌀과 단것을 먹고 싶다는 생각이 나지 않게 됩니다. 먹지 않는 것이 몸도 더 편하고 뇌의 기능도 좋아집니다. 그것이 행복도가 높아지고 긍정적으로 사고할 수 있다는 것을 뇌가 알게 되는 것입니다.

저도 당질 제한을 시작하고 난 후에 성격이 꽤 온화하고 부드러워졌습니다.

어느 늦은 밤의 일이었습니다. 출장에서 돌아온 저는 제 연구실에 들렀습니다. 연구실은 도쿄 우에노의 아메요코 근처에 있었습니다. 연구실 현관 앞에서는 노숙자들이 술자리를 벌이고 있었습니다. 모두 쾌활하고 기분이 좋아 보였습니다. "무슨 일이신가요?"라고 물으니, "형씨, 마침 잘 물어봐 주셨네요. 우리 내일 일거리가 생겼어요. 같이 한잔 하실래요?"라면서 자신이 입을 대고 먹던 맥주캔을 건네주었습니다.

당질 제한을 시작하기 전의 저였다면 밤늦게, 더구나 처음 보는 사람과 술을 함께 마시는 일은 없었을 것입니다. 하물며 '남의 연구실 앞에서 술판을 벌이다니 용서할 수 없다'고 격노했을 것입니다. '순간온수기'라고 불릴 정도로 즉시 발끈하는 성격이었으니까요. 하지만 이때는 저도 기분이 좋아서 "그거 잘 됐군요."라고 말하고, 맥주 캔을 받아들어 아주 조금 마셨습니다. 당질 제한을 통해 온화하고 긍정적인 성격이 되었다고 저 스스로도 흡족해했던 사건이었습니다.

고령자일수록
고기를 먹는 것이 좋다

당질 제한을 시작하고 좋았던 것이 한 가지 더 있습니다. 좋아하는 스테이크를 아무 걱정 없이 먹을 수 있게 된 것입니다.

고기는 에너지량이 많아서 칼로리만 생각하면 스테이크는 불안 요소가 큰 요리가 됩니다. 하지만 고령자일수록 고기를 먹는 것이 좋습니다.

때때로 저의 강연에 100세를 넘어도 여전히 건강한 분들이 와 주시는 경우가 있습니다. 그럴 때는 어떤 식생활을 하고 계시는지 그분들을 상대로 취재합니다. 그러면 모든 분이 "고기를 좋아해. 자주 먹어."라고 대답하십니다.

1963년 일본 전국에 153명이었던 100세 이상 노인의 숫자가 현재는 7만 명을 넘었습니다. 이렇게 급증한 배경에는 단백질 섭취량 증가가 있는 것이 확실합니다.

'고기는 건강에 나쁘다'고 생각하는 사람들이 있습니다. 하지만 건강 수명에 고기가 필요하다는 것은 1972년 역학조사에서 이미 확인되었습니다.

그 당시 일본의 100세 이상 노인은 405명이었습니다. 도쿄도 노인종합연구소가 그중 100명의 식생활을 일반적으로 조사한 결과, 모두가 고기, 달걀, 생선, 유제품 등의 동물성 식품을 고령자가 섭취하는 평균 이상으로 먹고 있었습니다. 반대로 채식주의자는 1명도 없었습니다. 고기를 먹지 않으면 건강 수명을 실현할 수 없다는 것은 50년 전부터 알려진 사실입니다.

그러므로 건강을 위한다면서 고기를 삼가는 것은 역효과인 셈입니다.

2020년 일본은 '신종 코로나바이러스'로 커다란 소동을 겪었습니다. 하지만 그 한편, 또 하나의 '신종' 질병이 심각해지고 있다는 것을 알고 계십니까? 그것은 '신종 영양 실조'라고 불립니다.

신종 영양 실조의 정식 명칭은 '단백질 에너지 영양 장애'입니다. 음식이 넘쳐나고 있는 사회에 영양 실조라니, 얼핏 이해가 안 간다고 생각하는 사람이 많을 것이라 생각합니다. 하지만 70세 이상 5명 중 1명이 걸려 있다는 보고

제2장 하얀색 주식(主食)은 드시지 않게 한다

가 있습니다.

신종 영양 실조는 단백질이라는 단 한 가지 영양소가 부족해서 일어납니다. 그렇다면 부모님이 신종 영양 실조에 걸려 있는지 어떻게 확인할 수 있을까요? 혈액 검사 결과를 보십시오.

거기에 '혈청 알부민'이라는 항목이 있을 것입니다. 혈청 속에는 여러 가지 단백질이 포함되어 있는데, 그중에서 가장 함유량이 많아 약 60퍼센트를 차지하는 것이 혈청 알부민입니다.

이 단백질은 식사에 의한 단백질 섭취량에 민감하게 반응합니다. 그 때문에 단백질 영양 상태를 나타내는 기준이라고 간주되고 있습니다.

신종 영양 실조는 혈청 알부민 3.5g/dl 이하의 경우에 진단됩니다. 3.4g/dl 보다 낮으면 무려 약 절반의 사람이 1년 후에 사망한다고 합니다. 이뿐만 아니라 혈청 알부민 수치가 감소하면 치매가 오거나 거동 불능 상태가 되기 쉽다고 합니다. 이와 반대로 4.2g/dl 이상이면 1년 후 사망한 사람은 없는 것으로 알려졌습니다.

그렇다면 왜 70세 이상의 고령자에게 신종 영양 실조가 많은 것일까요?

'건강에는 간소한 식사가 좋다.', '옛날부터 먹던 일식(日食)이 좋다.', '고기와 달걀은 건강에 나쁘다.'고 믿고 고기를 삼가는 사람이 많기 때문입니다. 하지만 건강 수명을 바라는 사람일수록 고기와 달걀이 필요합니다.

하지만 그것에 더해 당질도 대량으로 섭취하면 에너지 과다로 비만이 됩니다. 비만은 치매 위험인자 중 한 가지입니다. 그렇기 때문에 고기와 달걀을 안심하고 부모님이 드시게 하기 위해서도 당질을 제한하도록 하는 것이 필요한 것입니다.

고기를 드시게 한다면 주 2회가 가장 좋다

저는 건강법의 하나로 '스테이크를 일주일에 2회 먹는다'는 것을 실천하고 있습니다. 신종 영양 실조를 막고 치매에 걸리지 않기 위해서입니다.

스테이크는 일주일에 2회가 가장 좋습니다. 이유는 두 가지가 있습니다.

한 가지는, 포화 지방산을 과잉 섭취하지 않기 위해서입니다. 고기에 포함된 지질의 주성분은 포화 지방산입니다. 이 성분은 상온에서 굳습니다. 고기를 구운 프라이팬을 그냥 두면 기름이 하얗게 굳지 않습니까? 포화 지방산의 작용 때문입니다.

포화 지방산은 끓는점이 높아 사람의 체온으로도 굳어지기 쉽습니다. 이것이 혈액 속에 대량으로 흘러들어와 버리면 혈액을 걸쭉하게 만들어 혈류를 악화시키기 쉬운 것입니다. 이것은 뇌의 건강에도 좋은 일이 아닙니다.

또 한 가지는 동물성 지질과 단백질은 장 속에서 '유해균'을 증가시키기 쉽기 때문입니다. 유해균이 장 속에서 이상(異常) 발생하는 것도 치매를 일으키는 한 가지 원인이 됩니다. 이것에 대해서는 제4장에서 이야기하겠습니다.

하지만 이 두 가지는 빈번히 또는 한 번에 대량으로 먹지 않으면 막을 수가 있습니다. 가장 적당한 것이 '일주일에 2회의 스테이크'인 것입니다.

그렇다면 어째서 스테이크가 좋은 것일까요? 그냥 고기를 구워 먹는 것은 안 되는 것일까요?

스테이크는 양념이 단순해도 맛있게 먹을 수 있습니다. 소금·후추만으로도 충분합니다. 반면 고기를 구워 먹을 때 찍어 먹는 소스 같은 가공 조미료에는 당질이 많이 사용되고 있습니다. 당질 제한 중에는 고기구이의 소스, 폰즈 소스, 드레싱 등 당질이 많은 가공 조미료도 피해야 합니다. 또한 스테이크는 고기를 덩어리째 먹기 때문에 얇게 썰어서 고기 한 조각마다 소스에 찍어 먹는 고기구이보다 염분 섭취량을 억제할 수 있습니다.

스테이크라고 하면 소고기를 생각하지만, 돼지고기나 닭고기도 양질의 단

제2장 하얀색 주식(主食)은 드시지 않게 한다

백질 공급원입니다. '오늘은 스테이크의 날'이라고 정했다면, 좋아하는 고기를 맛있게 먹을 수 있는 만큼 먹으면 좋습니다.

스테이크를 먹을 때 중요한 것이 또 하나 있습니다. 곁들여 먹는 것을 무엇으로 할 것인가입니다. 권장하는 것은 방울양배추, 브로콜리, 아스파라거스, 시금치, 파슬리 등입니다. 여기에도 치매를 막는 중요한 포인트가 있습니다.

소고기, 돼지고기, 닭고기, 양고기 등의 육류 외에도 달걀, 생선, 조개류, 견과류, 유제품 등 단백질이 풍부한 식품을 먹으면 혈액 속에 '호모시스테인'이라는 물질의 양이 증가합니다. 이 농도가 높아지는 것도 알츠하이머병의 요인이 된다는 사실이 밝혀졌습니다. 동맥경화, 뇌경색, 심근경색 등 혈관 질병을 일으키기 쉽게 된다는 보고도 있습니다.

이것을 막기 위해서는 비타민 B6와 비타민 B12, 엽산을 함께 먹어야 합니다. 그것에 의해 호모시스테인의 혈중 농도를 낮출 수 있습니다.

앞서 이야기한 스테이크에 곁들여 먹기 좋은 채소는 엽산이라는 비타민이 풍부한 것들입니다.

그런데 패밀리레스토랑 같은 곳에서 스테이크를 주문하면 감자나 당근 글라세, 옥수수가 많습니다. 이러한 것은 당질이 많아 스테이크에 곁들여 먹기에는 적합하지 않습니다.

만일 패밀리레스토랑에서 스테이크를 먹는다면, 샐러드바가 있어서 자유롭게 채소를 골라 먹을 수 있는 곳이 좋습니다. '스테이크에 무엇을 곁들여 먹을까'도 부모님의 뇌를 지키기 위해서는 중요한 것입니다. 가르쳐 드리는 것과 가르쳐 드리지 않는 것의 차이는 매우 큽니다.

수명이 80세인 사람과 100세인 사람은 무엇이 다른가?

100세 이상인 사람들은 1세기[센추리(century)]를 살았다는 의미로 '센티네리언(centenarian)'이라고도 불립니다. 자식들에게는 부담이 될지 몰라도, 어쨌든 제가 목표로 하는 것은 '평생 현역인 센티네리언'입니다.

센티네리언이 되기 위해 가장 중요한 조건은 '만성 염증이 적어야 한다는 것'입니다. 뇌 세포의 노화를 억제하여 건강 수명을 연장하기 위해서는 만성 염증을 일으키지 않는 것이 필수적입니다.

만성 염증의 유무는 혈액 검사의 CRP(C-반응성 단백) 수치를 보면 알 수 있습니다. 염증과 조직 세포 파괴가 발생하면 CRP라는 단백질이 혈액 속에서 증가합니다. 그 때문에 체내에서 염증성 질환이 발생하면 CRP 수치가 상승합니다.

일본종합검진학회에 따르면 CRP 기준 범위는 0.3mg/dl 이하입니다. 만성 염증이 있으면 1.0mg/dl 이상이 된다고 합니다. 또한 0.3~1.0mg/dl 사이는 주의가 필요한 상태입니다.

무작위로 80세 이상의 고령자 100명의 CRP를 조사한 결과 0.3~10.mg/dl로 주의가 필요한 사람들이 많이 발견되었습니다. 그에 반해 100명의 센티네리언의 CRP를 조사해 보니 대부분이 0.3mg/dl 이하였습니다.

이것은 무엇을 나타내는 것일까요? 다소의 만성 염증이라면 80세 무렵까지는 살 수 있지만, 100세 이상을 건강하게 살기 위해서는 만성 염증을 해소할 필요가 있다는 것입니다.

어떤 센티네리언을 조사한 결과 CRP 수치가 0.03mg/dl밖에 되지 않았습

---

*역자 주: 쌍둥이 자매가 모두 100세를 넘어서도 건강해서 화제가 되어 매스컴의 주목을 받았다. 이는 '이상적인 노후의 모습'으로 여겨져 1990년대 일본에서 국민적 인기를 누렸다. 카니에 긴 씨는 쌍둥이 동생으로 1892년에 태어나 2001년에 사망했다(108세 211일).
참고로, 언니인 나리타 긴씨는 그보다 1년 전에 사망했다(107세 175일)

제2장 하얀색 주식(主食)은 드시지 않게 한다

니다. 인기인이었던 카니에 긴(蟹江ぎん) 씨도 전신의 장기와 혈관에 염증이 발견되지 않은, 체내 환경이 깨끗한 상태였다고 합니다.

제가 존경하는 고(故) 히노하라 시게아키(日野原重明) 선생님(성루카 국제병원 명예원장)은 105세까지 사시면서 평생 현역을 유지하며, 100세를 넘어서도 여전히 환자 진료를 계속하셨습니다.

선생님의 신체와 뇌 속도 염증이 없는 깨끗한 상태였을 것입니다.

그렇지 않고서야 뇌가 전혀 쇠퇴하지 않고 그렇게까지 정력적으로 사는 것은 불가능했을 것이기 때문입니다.

센티네리언이 되기 위해 가장 중요한 조건은
'만성 염증이 적어야 한다는 것'입니다.
뇌세포의 노화를 억제하여 건강 수명을 연장하기 위해서는
만성 염증을 일으키지 않는 것이 필수적입니다.

▶ 부모님이 치매에 걸리지 않게 하는 최고의 요리 – 버섯전골

만성 염증을 개선하기 위해서는 염증이 일어나는 원인을 제거할 필요가 있습니다. 당뇨병, 고혈압, 동맥경화, 비만 등의 생활습관병은 만성 염증을 일으키는 원인입니다.

반대로 항염증 작용을 가진 성분이 체내를 충분히 순환하도록 하는 것도 중요합니다. 반복되는 이야기지만, 그것을 위해서는 아침 식사를 거르고 당질 제한 식사를 해서 부모님의 몸이 케톤체를 대량으로 만들 수 있는 신체가 되도록 해야 합니다.

항염증 작용이 우수한 영양소를 섭취하는 것도 중요합니다. 그 영양소 중 하나로 등푸른 생선에 풍부하게 포함된 '니아신'이라는 비타민이 있습니다. 니아신에는 염증을 억제하는 작용이 있습니다. 또한 에너지 생산량을 증가시키는 작용도 있습니다. 니아신은 미토콘드리아 엔진 속에서 에너지를 만들어내는 것을 돕습니다. 그 때문에 이 영양소를 확실히 섭취하고 있으면 설탕과 지방의 분해가 진전되고 에너지 생산력이 높아지는 것입니다.

니아신에는 행복감을 높이는 작용도 있습니다. 사람의 행복감을 만드는 것은 세로토닌이라는 호르몬입니다.

뇌 속에 이 호르몬의 양이 증가하면 '행복하다'고 느끼는 힘이 높아집니다. 반대로 현저하게 줄어들면 우울증에 걸립니다. 우울증은 치매를 일으키는 위험인자이기도 합니다. 우리는 부모님이 언제까지나 행복을 느끼시기를 바랍니다. 이를 위해서는 니아신을 포함하고 있는 음식을 적극적으로 섭취하시게 합시다.

니아신은 가다랑어, 참치, 고등어, 전갱이 같은 등 푸른 생선뿐 아니라, 돼지와 소의 간, 명란, 닭가슴살에도 포함되어 있습니다. 가다랑어포(가쓰오부시)와 마른멸치, 땅콩에도 있습니다.

또한 버섯류도 니아신 함유량이 많은 식품입니다. 느타리, 팽이버섯, 만가

제2장 하얀색 주식(主食)은 드시지 않게 한다

닥버섯, 새송이버섯, 나도팽나무버섯, 잎새버섯 등에 특히 많이 포함되어 있습니다.

휴일에는 부모님 댁에 가서 함께 식사를 합시다. 그럴 때 버섯전골을 추천합니다. 여러 종류의 버섯과 채소를 듬뿍 넣은 버섯전골은 치매 예방에 매우 좋은 요리입니다.

니아신은 수용성 비타민이기 때문에 국물에 배어납니다. 따라서 국물도 남기지 않고 먹으면 좋을 것입니다. 니아신이 풍부한 가다랑어포로 육수를 내서 사용하면 니아신 섭취량을 더 늘릴 수 있습니다.

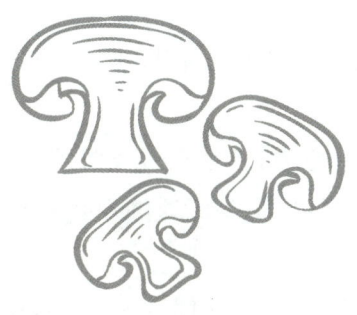

버섯류도 니아신 함유량이 많은 식품입니다.
느타리, 팽이버섯, 만가닥버섯,
새송이버섯, 나도팽나무버섯, 잎새버섯 등에
특히 많이 포함되어 있습니다.

술은 두 잔까지는 드시게 하는 것이 좋다

전골은 겨울 단골 메뉴지만 저희 집에서는 1년 내내 전골을 먹습니다. 다양한 식재료를 한꺼번에 섭취할 수 있고 국물에는 니아신처럼 치매 예방에 좋은 영양소가 많이 배어 나와 있습니다. 단 시판되고 있는 전골 양념은 사용하지 않습니다. 당질 함유량이 많기 때문입니다.

가족이 전골 주위에 모여 앉으면 술잔을 들고 건배를 하고 싶어지기 마련입니다. 치매 예방을 위해서는 맥주, 청주, 탄산 소주 등은 삼가는 것이 좋습니다. 당질을 많이 포함하고 있기 때문입니다.

반대로 소주나 위스키, 달지 않은 와인은 당질이 적은 술입니다.

'일단은 맥주부터'라고 하는 부모님께는 하이볼을 만들어 드립시다. 위스키에 차가운 강(强) 탄산수를 타서 드리면 좋을 것 같습니다.

하지만 가끔 맥주를 1~2잔 마시는 정도라면 몸은 충분히 대응할 수 있습니다. 가족이나 친구들과 즐겁게 왁자지껄 마실 때는 저도 좋아하는 맥주로 건배합니다.

평소 저녁 반주는 하이볼이나 소주 등 당질이 적은 술로 하고, 다른 사람과 함께 즐겁게 마실 때는 좋아하는 술로 건배하는 식으로 조절하면서 드실 수 있게 하면 가장 좋을 것입니다.

최근 연구에서 적당한 음주는 치매 예방이 된다는 것이 밝혀졌습니다. 2018년에 영국에서 발표된 연구에서 술을 전혀 마시지 않는 사람은 적당한 정도로 음주하는 사람보다 치매 위험이 1.47배 높다는 결과가 보고되었습니다.

술을 마시면 혈류가 좋아지기 때문에 뇌에 보내지는 혈액의 양도 증가합니다. 또한 스트레스를 줄이고 심신을 이완시키는 효과도 있기 때문에 치매 예방에 큰 도움이 됩니다.

하지만 '적당한 양'을 넘게 마시면 치매를 일으킬 위험을 높이게 됩니다. 과

제2장 하얀색 주식(主食)은 드시지 않게 한다

도한 음주는 치매 위험을 3배로 높인다는 보고도 있습니다. 다량의 알코올이 뇌를 위축시켜 인지 기능 저하를 일으키기 때문입니다.

그렇다면 '적당한 양'은 어느 정도일까요? 간단히 말하면, 마셔도 벌겋게 되지 않는 사람과 술을 좋아하는 사람은 '두 잔까지'입니다. 종류에 따라 알코올 도수는 다르지만 대략적으로 "두 잔까지라면 뇌를 건강하게 한대요."라고 말씀드리면 부모님도 이해하시기 쉬울 것입니다.

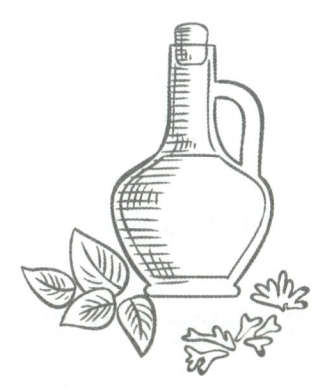

종류에 따라 알코올 도수는 다르지만 대략적으로
"2잔까지라면 뇌를 건강하게 한대요."라고 말씀드리면
부모님도 이해하시기 쉬울 것입니다.

부모님이 치매에 걸리지 않게 하는 방법 ②

◎ 흰쌀, 빵, 우동 등 '하얀색 주식(主食)'을 삼가게 한다.

◎ 오후에 드시는 간식은 삶은 달걀이나 마른오징어 등 달지 않은 것으로 한다.

◎ 식사는 채소부터 드시게 한다.

◎ 부모님께 드리는 선물은 고기, 달걀, 생선이 좋다.

◎ 1주일에 2회는 스테이크를 브로콜리나 방울양배추와 곁들여 먹는다.

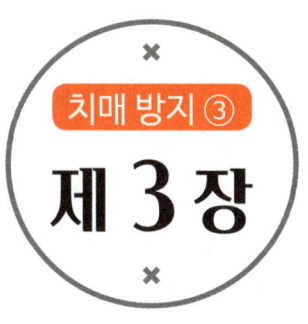

치매 방지 ③

제 3 장

'매운 것' '쓴맛이 나는 것'을 드시게 한다

지중해 요리를 먹는 사람에게 치매가 적은 이유

치매를 예방하는 식사로 유명한 것이 '지중해 요리'입니다.

지중해 요리란 이탈리아, 그리스, 스페인 등 지중해 연안에 사는 사람들의 전통 요리를 말합니다. 채소, 과일, 콩류, 견과류, 정제하지 않은 곡류, 올리브유, 어패류를 많이 먹고 육류와 유제품은 적게 먹으며 식사와 함께 적당한 양의 적포도주를 마시는 것이 특징입니다.

뉴욕 맨해튼에 사는 성인을 대상으로 한 조사에서 지중해 요리에 가까운 식사를 한 사람은 그렇지 않은 사람에 비해 알츠하이머병에 걸릴 위험이 68퍼센트나 낮았다는 사실이 밝혀졌습니다.

'지중해 요리는 치매를 예방하는 작용이 크다.'고 여겨지는 최대 이유는 활성 산소에 의한 산화를 막는 '항산화 물질'을 많이 섭취할 수 있기 때문일 것입니다.

항산화 물질이란 채소와 과일 등 식물성 식품에 포함된 '파이토케미컬(phytochemical)'입니다. '파이토(phyto)'란 그리스어로 식물, '케미컬(chemical)'이란 화학물질을 뜻합니다.

왜 식물성 식품에는 파이토케미컬이 풍부한 것일까요?

식물은 탄산가스를 흡수하고 산소를 배출합니다. 산소는 활성 산소로 변하기 쉬워 식물에도 위험한 물질입니다. 더구나 식물은 움직일 수 없기 때문에 벌레와 동물, 자외선 등의 위험에도 끊임없이 노출되어 있습니다. 따라서 외부의 적이 다가오지 못하도록 하기 위해서 자극적인 냄새와 매운맛, 쓴맛을, 자외선으로부터 몸을 지키기 위해서 선명한 색깔을 가지게 되었습니다. 이 네 가지 요소야말로 파이토케미컬의 강력한 항산화 성분입니다.

한 단어로 파이토케미컬이라고 하지만, 알려진 것만 해도 1만 종류 이상이나 있으며, 확인되지 않은 것도 많이 있습니다. 그 하나하나에 모두 항산화 작용이 있습니다.

또한 우수한 건강 작용을 가진 파이토케미컬도 많이 있습니다. 예를 들면 폴리페놀이라는 파이토케미컬에는 알츠하이머병의 원인 물질인 쓰레기 단백질이 뇌에 축적되는 것을 막는 작용이 있다는 것이 밝혀졌습니다. 이는 적포도주의 색깔과 맛을 만드는 성분입니다. 지중해 요리가 좋은 것은 적당한 양의 적포도주를 매일 마신다는 것에도 이유가 있을 것입니다.

선진국 중에서 치매 유병률이 가장 높은 나라는 일본입니다. 경제협력개발기구(OECD)가 공표한 보고서에 따르면 일본의 치매 환자 비율은 35개 가맹국 중 가장 높은 2.33퍼센트입니다. OECD 평균인 1.48퍼센트를 크게 웃돌고 있습니다.

이는 일본이 세계에서 가장 고령화가 진전되어 있다는 것이 커다란 이유입니다. 하지만 고령자가 모두 치매에 걸리는 것은 아니라는 것도 사실입니다. 그렇게 생각하면 초고령사회라는 것만이 원인은 아니라는 것을 알 수 있습니다.

저는 식사의 영향이 크다고 생각하고 있습니다. 이탈리아의 아치아롤리(Acciaroli)라는 지역에서는 인구 약 2,000명 중 약 300명이 센티네리언이라고 합니다. 돌봄이 필요 없는 건강한 고령자가 많다고 합니다. 이 지역의 사람들도 지중해 요리를 전통적으로 먹어 왔습니다.

한편 일본은 세계 최고의 장수국입니다. WHO(세계보건기구)가 2018년에 발표한 통계에 따르면 일본의 남녀 평균 수명은 84.2세로, 2위인 스위스와는 1세 가까운 차이가 있습니다. 겨우 1세라고 생각할 수도 있지만 이것은 평균치이기 때문에 국민 전체로 생각하면 엄청난 차이가 됩니다.

일본인의 장수 이유도 여러 가지가 있겠지만, 일식(日食)의 힘이 클 것입니다. 국 한 가지와 반찬 세 가지를 기본으로 하는 일식(日食)은 영양 균형이 우수한 건강식으로 세계에 알려져 있습니다.

특히 두부, 낫토, 된장 등 콩 식품에는 동맥경화를 막는 효과가 있으며, 신선한 생선을 날것으로 먹음으로써 뇌에 좋은 기름을 섭취할 수도 있습니다.

또한 국가가 풍요로워짐으로써 전통적인 일식에 더해 고기와 달걀을 먹는

횟수도 늘어, 양질의 단백질을 풍부하게 섭취할 수 있게 된 점도 클 것입니다.

하지만 일식에는 장수에 좋지만 치매 예방에는 부족한 것이 있습니다. 그것이 파이토케미컬입니다.

파이토케미컬은 식물성 식품의 '향(香)', '매운맛', '쓴맛', '색깔'의 성분입니다. 이러한 것들을 강하게 가지고 있는 채소와 과일을 부모님이 적극적으로 드시게 합시다.

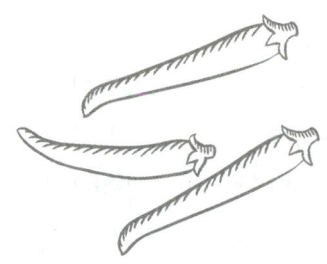

"지중해 요리가 치매를 예방하는 작용이 크다"고
여겨지는 최대 이유는
활성 산소에 의한 산화를 막는 '항산화 물질'을
많이 섭취할 수 있기 때문일 것입니다.

치매에 걸리지 않게 하기 위해 향신채(香辛菜)를 듬뿍 사용한다

파이토케미컬은 자외선을 듬뿍 쐬거나 가혹한 자연 환경에서 자란 식품일수록 함유량이 많아집니다.

그래서 비닐하우스에서 재배된 제철이 아닌 채소나 과일보다, 제철에 노지에서 재배된 것을 먹는 것이 파이토케미컬 섭취량을 더욱 늘릴 수 있게 됩니다.

요즘에는 제철이 아닌 채소와 과일도 슈퍼에 진열되어 있습니다. 그런 것은 조금 가격이 비쌉니다. 그런 채소와 과일을 "조금 비싸지만 귀하니까 사 왔어요."라며 드리기보다는 제철에 많이 유통되고 있는 것을 "싸니까 사 왔어요."라며 건네드리는 것이 훨씬 효도하는 것입니다.

또한 부모님께는 매운 것과 쓴 것을 더 드시게 합니다. 일본 속담에 '가을 가지는 며느리에게 먹이지 말라.'는 말이 있는데, 치매에 걸리게 하고 싶지 않으면 '매운 것과 쓴 것을 고령의 부모님께 드시게 하라.'로 바꾸는 것이 좋을 것 같습니다.

이는 치매 예방에 도움이 됩니다. 매운맛과 쓴맛 성분이 바로 파이토케미컬입니다. 참고로 가지의 파이토케미컬은 보라색 껍질에 풍부하므로 "소화도 잘 되고 먹기도 편하니까"라며 껍질을 벗겨 드려서는 안 됩니다.

하지만 고령자에게 "지중해 요리가 좋대요."라고 이야기해도 무엇을 어떻게 준비하면 좋을지 잘 모를 것입니다. 그렇다면 평소 식사에 파이토케미컬을 간단히 추가하는 것이 현실적입니다.

그러기 위해서는 향신채(香辛菜)를 더 많이 활용하는 것이 좋습니다. 향신채의 쓴맛과 매운맛이 바로 파이토케미컬이기 때문입니다. 그런 향신채를 요리의 보조로만 사용하는 것은 아깝습니다.

예를 들면 마늘, 파, 양하(蘘荷), 무즙, 차조기, 고추, 깨, 무순, 브로콜리순, 파드득나물, 김 등이 그것입니다. 고추냉이, 산초, 겨자, 유즈코쇼(유자

후추) 등도 파이토케미컬이 풍부하고, 매실, 레몬, 스다치(영귤), 카보스 등도 그렇습니다.

고수, 물냉이(크레송), 바질, 민트 등도 권장합니다.

이러한 향신채를 샐러드, 채소 볶음, 회, 스테이크 등 평소의 요리에 듬뿍 추가하게 하면 됩니다. 이런 것이라면 고령자도 간단히 실천할 수 있을 것입니다.

매운맛과 쓴맛 성분이 바로 파이토케미컬입니다.
참고로 가지의 파이토케미컬은
보라색 껍질에 풍부하므로
"소화도 잘 되고 먹기도 편하니까"라며
껍질을 벗겨 드려서는 안 됩니다.

'마늘 간장'과 '마늘 된장'을 선물한다

항산화 작용이 아주 강한 식품으로 마늘이 있습니다. 저도 의식적으로 거의 매일 먹고 있습니다.

마늘의 자극적인 냄새와 매운맛은 '황화알릴(allyl sulfide)'이라는 파이토케미컬입니다.

황화알릴은 날것으로 먹는 경우와 가열한 경우에 건강 효과가 다릅니다. 날것에는 암 예방과 항균 효과를 얻을 수 있습니다. 하지만 위에 자극이 강하므로 한 번에 많이 먹지 말아야 합니다. 또 한편으로 가열하면 혈액의 흐름을 좋게 해서 고혈압을 억제해 줍니다.

그렇기 때문에 다지고, 굽고, 볶는 등 여러 요리에 넣어 먹으면 좋을 것입니다. 적당한 양은 하루에 4그램 정도로, 대략 한 알입니다.

그런데 황화알릴은 수용성이기 때문에 물에 녹아버립니다. 조림 요리에 사용하는 경우에는 너무 조리지 않도록 주의하고, 국물까지 먹을 수 있는 요리에 사용하면 더 좋습니다.

또한, '마늘 간장'과 '마늘 된장 절임' 등을 만들어 부모님께 선물해 드리는 것도 좋을 듯합니다. 저도 딸에게 만드는 법을 배웠습니다. 레시피는 매우 간단합니다.

'마늘 간장' 만드는 법
- ◎ 마늘의 얇은 껍질을 벗기고 다져서 양념통에 넣고 간장을 붓는다.
- ◎ 식탁에 두고 회, 나물 무침, 생선구이 등에 뿌려 먹으면 맛이 있다. 간장에 절인 마늘은 그대로 먹어도 맛있다.

'마늘 된장 절임' 만드는 방법
- ◎ 마늘의 얇은 껍질을 벗기고 전자레인지로 익을 만큼 돌린다.

◎ 밀폐 용기에 마늘이 완전히 덮일 정도의 된장을 넣고, 완전히 정제되지 않은 갈색 설탕으로 원하는 맛이 되도록 조절한 후 거기에 마늘을 넣고 전부 섞는다.
◎ 3~5일 지나면 절인 마늘을 먹을 수 있다.
◎ 된장도 볶음이나 된장국 등의 요리에 쓸 수 있다.

저희 집도 이러한 것들을 식탁에 두고 거의 매일 마늘을 먹고 있습니다.

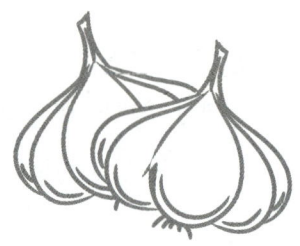

항산화 작용이 아주 강한 식품으로 마늘이 있습니다.
저도 의식적으로 거의 매일 먹고 있습니다.
마늘의 자극적인 냄새와 매운맛은
'황화알릴(allyl sulfide)'이라는
파이토케미컬입니다.

뇌혈관에 좋은, 삶지 않은 브로콜리

　부모님이 치매에 걸리지 않게 하기 위해서 매일 드시게 하고 싶은 채소가 하나 더 있습니다. 브로콜리입니다. 브로콜리에는 200종류 이상이나 되는 파이토케미컬이 포함되어 강력한 항산화력을 가지고 있습니다. 그중 하나가 이소티오시아네이트입니다. 위·장 궤양 예방에 좋은 비타민 U와 면역력 증강에 좋은 비타민 C도 풍부합니다. 또한 브로콜리의 아름다운 녹색을 이루고 있는 것은 엽록소라는 파이토케미컬입니다. 이 성분은 혈류를 촉진하여 동맥경화를 막는 효과를 기대할 수 있습니다. 뇌혈관성 치매 예방에 좋은 것입니다. 나아가 비타민 B군의 하나인 '엽산'도 풍부합니다. 엽산에는 비타민 B12와 함께 적혈구를 만드는 작용이 있습니다. 그 때문에 엽산이 부족하면 산소를 몸 구석구석의 미토콘드리아까지 보낼 수 없게 되어 에너지 부족이 발생합니다.

　에너지가 부족하면 뇌 세포의 열화가 초래됩니다. 그 상태가 오래 지속되면 알츠하이머병과 루이소체치매를 일으킬 위험성이 높아집니다. 그런데 엽산도 수용성입니다. 삶으면 많이 빠져나갑니다. 그래서 브로콜리는 한 송이 크기로 자른 다음에 전자레인지나 찜기로 아주 잠깐 가열해야 합니다. 이렇게 하면 엽산 섭취량을 늘릴 수 있다는 것을 부모님께 알려 드립시다.

　국립암센터의 예방연구그룹은 절임을 포함한 11가지 항목의 십자화과 채소(브로콜리, 양배추, 무, 소송채, 배추, 청경채, 갓, 근대, 단무지, 노자와나(野沢菜) 절임, 배추절임)의 총 섭취량을 추정하고, 5년 후의 사망 위험률을 조사하는 대규모 조사를 했습니다(식사 조사표에 응답한 45~74세의 일본인 약 9만명 대상). 그 결과 이러한 것들을 많이 먹는 사람은 남성의 경우에는 암으로 인한 사망 위험이, 여성의 경우에는 심장질환으로 인한 사망 위험이 더 낮았습니다. 뇌혈관 질환에 의한 사망 위험도 저하되었습니다. 이러한 효과 또한 이소티오시아네이트의 작용에 의한 것입니다. 이뿐만 아니라 남성은 브로콜리와 단무지, 여성은 무와 브로콜리 섭취량이 많은 그룹에서 사망 위험 감소가 더 많이 나타났다고 합니다.

부모님 댁의 식용유는 반드시 'EV 올리브유'로 바꾸게 한다

지중해 요리에는 있고 일식(日食)에는 없는 것이 하나 더 있습니다.

올리브유입니다. 올리브유를 일상적으로 사용하는 것도 세포의 산화를 막기 위한 좋은 방법입니다. 항산화력이 강하기 때문입니다.

올리브유의 항산화력을 만드는 것은 '폴리페놀'입니다. 한마디로 폴리페놀이라고 해도 그 종류는 4,000~5,000 이상이나 있다고 합니다. 식물의 매운맛, 쓴맛, 떫은맛 그리고 색깔의 성분입니다.

올리브유에는 30종류 이상이나 되는 폴리페놀이 함유되어 있다고 합니다. 예를 들어 올레오칸탈이라는 폴리페놀에는 염증을 억제하는 작용을, 올러유러핀에는 동맥경화 같은 혈관계 질병을 예방하는 작용을 기대할 수 있습니다. 또한 피부 미백 효과와 동맥경화 예방 효과가 있다는 하이드록시타이로솔이라고 하는 파이토케미컬도 함유되어 있습니다.

이뿐만 아니라 비타민 E도 풍부합니다. 이 영양소에도 강력한 항산화 작용이 있습니다. 뇌와 혈관을 젊게 유지하는 데는 비타민 E가 필수적입니다.

또한 올리브유의 주요 성분은 올레산입니다. 이 지방산은 혈액 속 콜레스테롤 수치를 낮추는 작용이 있다고 보고되어 있습니다.

"올리브유는 독특한 맛이 있어서 좀……."이라는 고령자도 많을 것 같습니다. 그 독특한 맛을 만들어내는 것이 치매를 막는 성분입니다. 알싸한 매운맛과 쓴맛을 느끼는 것은 폴리페놀 함유량이 많기 때문입니다. 먹는 데 익숙해지면 그 독특한 맛도 맛있게 느껴지게 될 것입니다.

올리브유는 지중해 요리뿐 아니라 간장을 베이스로 하는 일식에도 잘 맞습니다. 부모님 댁의 식용유는 부디 올리브유로 바꿔 드리십시오.

올리브유를 고를 때에는 3가지 포인트가 있습니다.

첫째는, '엑스트라 버진(EV) 올리브유'여야 한다는 것입니다.

올리브유만큼 규정이 세세히 정해져 있는 기름은 없습니다. 엑스트라 버진이라고 명명할 수 있는 것은 '올리브 과실을 저온에서 짜서 여과만 시키고 화학적 처리나 고온 처리를 하지 않은, 산도(酸度) 0.8퍼센트 이하의 선도(鮮度)가 좋은 것뿐'이라고 국제올리브협회(IOC)에서 규정하고 있습니다.

한편, '퓨어 올리브유'라는 것도 일본에서는 많이 봅니다. '퓨어'라고 하면 몸에 좋을 것 같은 이미지를 주지만, 이것은 정제한 기름과 EV 올리브유의 기준에 미치지 못하는 기름을 섞은 것입니다. 폴리페놀과 비타민 E 등의 함유량이 대폭 줄어 있습니다. 치매에 좋다고는 할 수 없는 기름입니다.

둘째는, 차광(遮光)된 병에 들어있어야 한다는 것입니다.

기름은 본래 신선 식품입니다. 손상되기 쉬운 것입니다. 기름은 산소와 열과 빛에 닿으면 산화하고 열화(劣化)합니다. 이것을 막기 위해서는 검정 계열 색으로 차광된 병에 들어있어야 합니다. 그러므로 올리브유뿐 아니라 어떤 기름을 고를 때에도 차광된 병에 들어있는 제품으로 합시다.

마지막으로 셋째는, 알싸한 매운맛과 쓴맛이 있는, 약간 독특한 맛이 나는 타입을 골라야 한다는 것입니다. 그렇게 해야 뇌세포의 산화를 막고 치매 예방에 좋은 성분을 섭취할 수 있습니다.

부모님이 치매에 걸리지 않기를 바란다면 기름에도 신경을 쓰는 것이 좋습니다.

가열 요리에 사용하는 기름은 EV 올리브유를 권장합니다. 올리브유는 항산화력이 우수하며 가열 요리에도 적합한 기름입니다. 그런데 폴리페놀은 수용성이라는 성질을 가지므로 체내에 오래 머무르게 할 수 없습니다. 수용성 영양소는 섭취 후 2~3시간 후에 체외로 배출되어 버립니다.

그 때문에 한 번에 많이 섭취하기보다 매일 식사 시간에 나눠서 섭취하는 것이 이상적입니다.

많은 가정에서 식용유로 식물 기름을 사용하고 있을 것 같습니다. 홍화씨 기름, 콩기름, 옥수수기름 등입니다. 이러한 기름은 뇌세포에 좋다고 할 수 없습니다.

그것은 리놀렌산이라는 오메가6 지방산을 주성분으로 하고 있기 때문입니다.

리놀렌산은 신체에 필수적인 지방산의 하나로, 인간에게 중요한 영양소입니다. 하지만 식물뿐 아니라 고기와 생선과 달걀 등 모든 식품에 포함되어 있습니다. 그런 것들에 더해 기름에서도 섭취하면 과잉 섭취가 되어버립니다.

지방산은 세포막의 재료가 됩니다. 리놀렌산에는 세포막을 단단하고 튼튼하게 하는 작용이 있습니다. 그래서 적당히는 필요하지만 너무 많으면 세포막의 유연성이 상실됩니다. 영양소를 흡수하고 노폐물을 배출하는 본래의 작용이 제대로 되지 않게 되는 것입니다. 이것에 의해 세포의 질이 나빠져 버립니다.

심지어 리놀렌산에는 염증을 촉진하는 작용이 있습니다. 치매를 막기 위해서는 염증을 억제해야만 하는데, 일상적으로 식물 기름을 식용유로 사용하면 염증을 일으키기 쉬운 신체가 되어버리는 것입니다. 이것은 마요네즈도 마찬가지입니다. 마요네즈는 좋아하는 사람이 많을 것 같은데, 그것의 약 70퍼센트는 식물 기름입니다.

또 하나 사용을 고려해 볼 필요가 있는 기름이 있습니다. 마가린입니다. 마가린은 본래 액체인 식물 기름을 고형화시키기 위해서 제조 과정에서 트랜스 지방산을 많이 포함하게 됩니다.

트랜스 지방산은 플라스틱처럼 체내에서 좀처럼 대사되지 않기 때문에 미국과 유럽에서는 이것을 포함하는 기름을 '플라스틱 오일'이라고 부릅니다. 트랜스 지방산도 염증을 악화시키는 작용이 있습니다. 심지어 트랜스 지방산을 많이 섭취하고 있는 고령자는 치매에 걸리기 쉽다는 보고도 있습니다.

그런데 소고기, 양고기, 우유, 유제품에도 미량이지만 천연 트랜스 지방산이 포함되어 있습니다. 천연 트랜스 지방산과 마가린 같은 인공 트랜스 지방산이 체내에 미치는 영향의 차이에 대해서는 알려져 있지 않다고 농림수산성 홈페이지에 나와 있습니다.

그렇다고 해서 염증 작용이 높은 것을 대량으로 몸에 집어넣어도 된다고 할 수는 없을 것입니다.

트랜스 지방산은 마가린 외에도 쇼트닝과 유지 스프레드(fat spread), 그리고 이러한 것들을 사용한 빵, 케이크, 도넛 등의 과자류와 튀김에 포함되어 있습니다. 또한 식용유같이 대량 생산되는 정제유에도 트랜스 지방산은 포함되어 있습니다.

대량 생산 기름이란 슈퍼마켓 등에서 투명 혹은 반투명 플라스틱 용기에 넣어 진열된 기름을 말합니다.

정제해서 영양소 등을 제거했기 때문에 산화하거나 열화할 걱정이 없으므로 가격이 싼 용기에서 장기 보존할 수 있습니다. 하지만 정제할 때 고온처리하기 때문에 트랜스 지방산을 많이 포함하게 됩니다.

"올리브유는 독특한 맛이 있어서 좀……."이라는
고령자도 많을 것 같습니다.
그 독특한 맛을 만들어내는 것이 치매를 막는 성분입니다.
알싸한 매운맛과 쓴맛을 느끼는 것은
폴리페놀 함유량이 많기 때문입니다.

▶ 치매 예방에 좋은 생선을 많이 드시게 한다!

뇌세포의 상태는 어떤 기름을 평소에 섭취하고 있는지에 따라 달라집니다. 사용하는 기름에 따라 세포막의 구성이 변하기 때문입니다.

뇌세포의 작용을 좋게 하기 위해서는 오메가3 지방산이 중요합니다. 이 유형의 지방산은 리놀렌산 같은 오메가6 지방산과는 정반대의 작용을 합니다.

먼저 세포막을 유연하게 하여 영양소 흡수와 노폐물 배출을 세포가 쉽게 할 수 있는 상태로 정비해 줍니다.

또한 염증을 억제하는 작용이 있습니다. 치매를 예방하고 건강한 장수를 실현하기 위해서는 필수적인 작용입니다.

이뿐만 아니라 뇌의 정보 전달 작용에도 오메가3 지방산이 관여하고 있습니다. 그래서 이 지방산을 제대로 섭취하는 사람일수록 뇌의 작용이 좋아진다는 보고가 있습니다. 머리 회전도 좋아지고 기억하는 힘도 높아진다는 것입니다.

나아가 동맥경화를 막는 효과도 있습니다. 동맥경화 예방에는 리놀렌산 섭취량을 줄이고 오메가3 지방산 섭취를 늘리는 것이 효과적이라는 사실이 밝혀졌습니다.

그렇다면 무엇을 먹으면 뇌세포에 매우 중요한 오메가3 지방산을 섭취할 수 있는 것일까요?

가장 좋은 것은 생선입니다. 생선 기름에는 DHA(Docosa Hexaenoic Acid)와 EPA(Eicosapentaenoic Acid)가 풍부합니다. 이것이 바로 오메가3 지방산인 것입니다.

뇌세포에 작용하는 것은 DHA입니다. 뇌세포의 재료가 되기도 하고, 뇌의 기능을 좋게 하기도 합니다. 눈의 건강에도 중요한 지방산입니다. 이 지방산은 참치, 고등어, 방어, 꽁치, 홍살치, 갈치, 정어리, 연어, 장어, 가다랑어 등에 풍부합니다.

제3장 '매운 것', '쓴맛이 나는 것'을 드시게 한다

한편 EPA는 혈액을 맑게 하여 혈전을 막아줍니다. 혈관을 부드럽게 하여 동맥경화 예방에 도움이 됩니다. 이 지방산은 위에 언급한 생선에도 포함되어 있지만 청어, 가자미, 열빙어에도 풍부합니다.

이러한 생선을 자주 먹는 사람일수록 치매에 잘 걸리지 않는다고 할 수 있습니다. 실제로 알츠하이머병은 생선 섭취량이 많은 사람일수록 발병을 억제할 수 있다고 보고되어 있습니다.

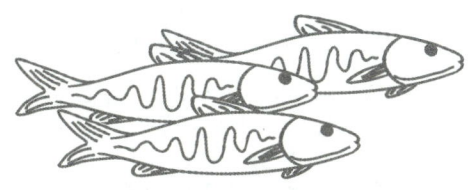

생선을 자주 먹는 사람일수록
치매에 잘 걸리지 않는다고 할 수 있습니다.
실제로 알츠하이머병은 생선 섭취량이 많은 사람일수록
발병을 억제할 수 있다고 보고되어 있습니다.

▶ 편의점 도시락을 자주 드시는 부모님께는 아마인유나 들기름을 보내 드린다

오메가3 지방산이 많은 생선을 매일 먹음으로써 뇌세포가 젊어지게 할 수 있습니다. 하지만 실제로는 매일 요리하기 힘든 고령자도 많다고 생각합니다. 도시락이나 반찬을 사서 간단하게 식사를 때우는 부모님도 적지 않을 것입니다.

하지만 시판 도시락에 들어있는 생선은 가열되어 있기 때문에 DHA와 EPA는 생선에서 흘러 나가 버렸습니다. 고온에서 가열하면 산화도 됩니다. 그러니까 이상적인 방법은 생선을 날것으로 먹는 편이 좋은 것입니다. 저도 치매 예방책으로 1주일에 2~3회는 회를 먹습니다. 하지만 매일 먹는 것은 솔직히 실천하기 어렵습니다.

그럴 때 권장하고 싶은 것이 아마인유(亞麻仁油)와 들기름입니다. 이러한 기름에는 오메가3 지방산의 하나인 α-리놀렌산이 풍부하게 들어있습니다.

체내에 들어간 α-리놀렌산은 일부가 DHA와 EPA로 변환되어 작용합니다.

또한 유연한 세포막을 만드는 재료가 되기도 하고, 체내의 염증을 억제하기도 하는 작용도 있습니다.

하지만 식용유와 마요네즈 등의 오메가 6 지방산을 대량으로 섭취한 상태에서 오메가 3 지방산의 섭취량을 늘려도 세포막은 오메가 3 지방산을 제대로 사용할 수 없습니다. 세포는 오메가 6 계열인지 오메가 3 계열인지를 생각하고 재료를 선택하는 것이 아니라, 그냥 주위에 있는 것을 이용하기 때문입니다. 숫자가 많은 것이 이겨버리는 것입니다.

치매에 잘 걸리지 않고 병에도 잘 걸리지 않는 세포막을 만들기 위해서는 오메가 3계와 오메가 6계의 비율을 1 대 4로 하는 것이 이상적이라고 합니다. 그런데 현대 일본인의 식사는 1 대 10, 심한 경우에는 1 대 50까지 치우쳐 있다고 합니다.

이러한 것도 치매를 급증시키고 있는 한 가지 요인이라고 생각됩니다.

이 섭취 균형을 바로잡기 위해서는 식용유, 옥수수기름 등 오메가 6계의 기름 사용을 중단하고, 아마인유나 들기름을 하루에 1숟가락 섭취해야 합니다. 하루에 겨우 1숟가락의 아마인유나 들기름으로 부모님의 뇌세포를 치매로부터 지켜갈 수가 있는 것입니다.

그런데 아마인유나 들기름은 산화하기 쉽다는 성질을 가지고 있습니다. 이 때문에 가열 조리에는 적합하지 않습니다. 조리된 채 장시간 방치하는 것도 좋지 않습니다. 그래서 만들어 놓고 먹는 요리에는 사용할 수 없습니다. 식탁에 아마인유나 들기름을 하나 두고 먹을 때에 자신의 접시에 뿌리게 하는 것이 가장 좋은 방법입니다.

저는 샐러드를 먹을 때는 아마인유를 뿌린 다음에 소금과 후추를 넣어 먹습니다. 나물이나 된장국, 낫토에 아마인유를 뿌리기도 합니다.

1주일에 한 번은 생선 카르파초를 만듭니다. DHA와 EPA가 풍부한 생선회를 접시에 펼쳐놓고 대파, 차조기, 브로콜리 순, 생강 채 등의 향신채를 듬뿍 얹은 다음 거기에 마늘 간장과 아마인유를 뿌려 먹습니다.

부모님 댁에 갔을 때 한번 만들어 드려 보면 어떨까요? 요리를 못하는 저도 만들 수 있으니까 고령의 부모님도 간단히 맛있게 만들 수 있으리라 생각합니다.

멀리 살아서 부모님을 뵈러 좀처럼 갈 수 없는 사람은 아마인유나 들기름을 정기적으로 보내드리면 좋을 것입니다. 떨어져 있는 사람일수록 부모님이 치매에 걸리면 어쩌나 하는 불안이 클 테지요. 아마인유나 들기름을 보내는 것도 한 가지 예방책이 될 것입니다.

치매 방지로 주목받기 시작한 닭가슴살과 가리비 내장

치매를 고치는 약은 아직 없고 증상을 억제하는 약이 '치매약'이라고 처방되고 있습니다. 그러한 현재 상황에서 세계적으로 주목받고 있는 물질이 있습니다. '플라스말로겐'이라는 성분입니다.

플라스말로겐이란 포유동물이나 어패류의 체내에 포함된 지질의 하나입니다. 특히 뇌의 신경세포와 심장의 근육, 면역 세포의 일부에 많이 있습니다. 또한 사람의 몸에도 많이 존재합니다.

알츠하이머병 환자의 뇌를 조사한 결과 이 플라스말로겐이 줄어 있다는 것을 규슈대학의 후지노 다케히코(藤野武彦) 명예교수 연구팀이 발견했습니다.

또 후지노 선생님의 연구팀이 리올로지(rheology) 기능식품연구소와 공동연구를 한 결과 닭에서 고순도 플라스말로겐을 대량으로 추출하는 데 성공하여 동물실험을 했습니다.

학습 기억 장애를 동반하는 노화가 진전된 실험용 쥐와 정상 실험용 쥐에게 플라스말로겐을 투여하니 뇌 신경 세포의 신생(新生)이 촉진되었다는 것을 알게 되었습니다.

심지어 알츠하이머병의 원인 물질인 아밀로이드 베타가 뇌에 쌓이는 것도 억제되었다고 합니다. 아밀로이드 베타가 일으키는 학습 기억 장애와 신경 염증도 억제되었습니다.

나아가 알츠하이머병 환자에게 일정 기간 투여한 결과 혈액 속 플라스말로겐의 양이 늘어서 인지 기능이 크게 개선되었습니다.

이러한 결과가 나온 가장 큰 이유는 플라스말로겐의 강력한 항산화력에 있습니다. 플라스말로겐은 활성 산소의 해로운 작용을 억제하는 기능이 우수합니다. 그것이 뇌신경 세포의 산화를 억제한 것으로 보여집니다.

플라스말로겐은 닭가슴살과 가리비 내장 등에 풍부합니다. 이러한 것들을

제3장 '매운 것', '쓴맛이 나는 것'을 드시게 한다

자주 드시게 하면 좋을 것입니다.

단 이 성분은 열에 약한 성질을 가지고 있습니다. 요리 방법은 찌거나 삶는 것이 좋은 데, 약한 불에 서서히 익혀 가도록 말씀드리세요.

닭가슴살은 찜닭으로, 가리비 내장은 조림 등으로 만들어서 보내드려도 좋을 것입니다.

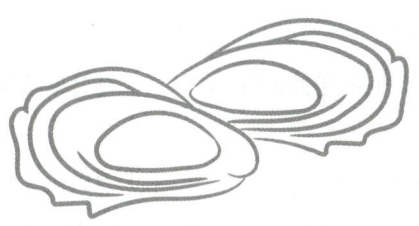

플라스말로젠은
닭가슴살과 가리비 내장 등에 풍부합니다.
이러한 것들을 자주 드시게
하면 좋을 것입니다.

▶ '쌀겨 가루'에는
치매를 억제하는 힘이 있다

'현미는 건강에 좋다'고 해서 주목받은 지 오래되었습니다.

'쌀(米)'에 건강(健康)의 강(康)을 덧붙이면 '강(糠, 겨)'이 되고, '쌀(米)'에 '백(白)'을 덧붙이면 '박(粕, 찌꺼기)'이 됩니다. 흰쌀이 맛있다는 사람이 많지만, 건강 작용이 높은 부분을 깨끗하게 깎아낸 흰쌀은 건강 측면에서는 '찌꺼기'가 되어버린 음식입니다.

현미에는 다종다양한 영양소가 포함되어 있습니다. 예를 들면 비타민 B1과 비타민 E, 식이섬유 외에도 철, 마그네슘, 칼슘, 칼륨 등의 미네랄도 포함되어 있습니다. 더구나 알츠하이머병에 의해 인지 기능이 쇠퇴하는 것을 막는 성분도 있다는 것이 밝혀졌습니다. '페룰산'입니다.

이 연구를 한 것은 나카무라 시게노부(中村重信) 히로시마대학 명예교수(현재 라쿠와카이 교토 신약개발지원센터 소장)입니다. 알츠하이머병으로 통원하는 환자 143명에게 페룰산이 들어있는 건강보조식품을 9개월간 투여했습니다.

보통 알츠하이머병 환자의 인지 기능은 시간 경과와 함께 저하되어 갑니다. 그런데 이 연구에서는 페룰산이 들어있는 건강 기능 식품을 섭취한 그룹 중 경도(輕度)의 그룹은 시험이 끝날 때까지, 중도(中度)의 그룹은 6개월 정도까지 인지기능이 개선되는 상태가 이어졌습니다. 하지만 중도(重度)까지 진행되어 버리면 개선은 좀처럼 어려워 3개월이 지나자 변함이 없어지고, 그 후에는 보통의 경우와 마찬가지로 인지기능이 저하했다고 합니다.

왜 페룰산에 인지 기능 개선 효과를 기대할 수 있는 것일까요? 그것은 강력한 항산화 작용을 가지고 있기 때문입니다. 페룰산도 파이토케미컬의 일종입니다. 그 강력한 항산화 작용이 뇌에 아밀로이드 베타가 쌓이는 것을 막는 것으로 보입니다.

페룰산은 현미를 먹는 것으로도 섭취할 수 있습니다. 그런데 현미에도 당

제3장 '매운 것', '쓴맛이 나는 것'을 드시게 한다

질이 포함되어 있습니다. 딱딱하고 소화에도 좋지 않기 때문에 "잘 받지 않는다"고 말하는 고령자도 많을 것입니다.

최근에는 '쌀겨 가루'라는 편리한 제품이 판매되고 있습니다. 무농약으로 만들어진 현미의 쌀겨 가루도 있습니다. 이러한 것을 부모님께 가져가서 요구르트나 된장국 등에 뿌리거나 낫토에 섞어서 섭취하시게 하는 것도 좋다고 생각합니다.

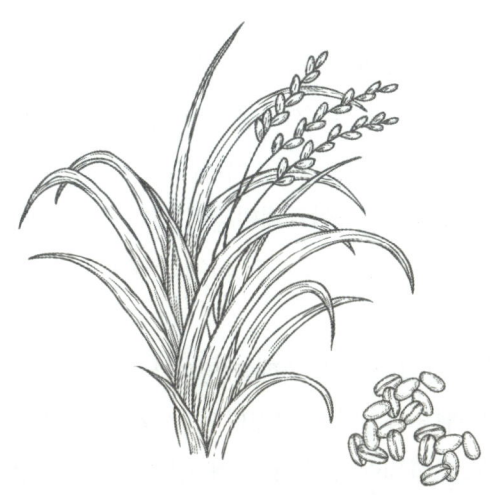

더구나 알츠하이머병에 의해
인지기능이 쇠퇴하는 것을
막는 성분도 있다는 것이 밝혀졌습니다.
'페룰산'입니다.

왜 인도인에게는 치매가 적은가?

파이토케미컬은 향신료에도 많이 포함되어 있습니다. 특히 치매와의 관계가 강한 것으로 보이는 향신료는 강황입니다.

강황은 카레 특유의 노란색을 만드는 향신료입니다. 거기에는 '커큐민'이라는 파이토케미컬이 많이 있습니다. 커큐민에는 아밀로이드 베타가 쌓이지 않도록 하는 작용이 있다는 것이 쥐를 대상으로 한 실험에서 확인되었습니다. 이 때문에 카레를 자주 먹는 것은 알츠하이머병을 예방 할 수 있는 것으로 주목되고 있습니다. 인도인에게 치매가 적은 것은 '카레를 매일 먹고 있기 때문'이라고도 합니다. 단 많은 전문가가 인도인은 평균 수명이 일본인에 비해 짧아서 치매 발병이 적은 것이라고 분석하고 있습니다. 하지만 카레의 효과가 전혀 없다고는 할 수 없다고 저는 생각합니다.

카레에는 커민, 붉은 고추, 고수, 시나몬, 카다멈, 클로브 등을 기본으로 하여 다양한 향신료가 사용됩니다. 그 하나하나가 가진 맛, 색깔, 향기의 성분이 파이토케미컬인 것입니다. 파이토케미컬이 체내에서 충분히 순환되고 있으면 활성 산소의 해로운 작용을 지우고, 뇌에 쓰레기 단백질이 쌓이는 것을 막을 수 있습니다.

하지만 카레는 먹는 방법에 따라 치매 예방이 되지 않을 수도 있습니다.

한 가지는 시판 카레를 사용하는 것입니다. 시판 제품에는 밀가루와 감미료 등의 당질이 많이 포함되어 있습니다. 또 한 가지는 밥이나 난(naan) 등을 함께 먹는 것입니다. 당질을 대량으로 섭취하면 고령 세대는 뇌세포의 열화를 일으킵니다. 그러므로 시판 카레를 사용할 때는 많아야 월 1회 정도 먹고, 밥은 적게 먹도록 부모님께 이야기해 드립시다.

한편 향신료를 가지고 직접 만들고, 밥이나 난을 곁들이지 않는 카레는 치매 예방에 좋은 요리가 됩니다. 저는 카레가 먹고 싶으면 인도인이 직접 만드는 카레 식당에 갑니다. 때때로 그런 곳에 부모님과 함께 가보는 것도 좋을 것입니다.

하루 한 번 미지근한 목욕물에 들어가시게 한다

앞서 이야기했듯이 뇌 속의 활성 산소를 줄이는 것이 치매 예방에는 필수적입니다. 그것을 위해서 한 가지 더 알려 드리고 싶은 것이 있습니다.

미토콘트리아 엔진을 제대로 사용하는 방법입니다. 미토콘드리아에서 발생하는 활성 산소량을 줄이기 위해서는 미토콘드리아가 작동하기 쉬운 최적의 환경을 만들어 주는 것이 중요합니다.

미토콘드리아는 '저 당질·고 산소·고 체온'이라는 3가지 조건이 체내에 갖춰질 때 잘 작동합니다.

우선 저당질의 체내 환경은 당질 제한으로 만들어 낼 수 있습니다.

고산소의 체내 환경은 깊은 호흡을 하도록 유념하는 것으로 구축할 수 있습니다. 여기서 중요한 것은 숨을 확실히 내뱉는 것입니다. 내뱉는 양을 많게 하면 저절로 흡입하는 공기량도 늘어납니다. 부모님과 대화를 할 때 호흡을 어떻게 하는지 자연스럽게 관찰해 보십시오. 혹시 호흡이 얕은 것 같으면 "숨을 확실히 내뱉는 것에 유념하면 뇌의 노화 예방에 좋대요."라고 알려 줍시다.

고령이 되거나 몸 상태가 나빠지게 되면 호흡이 얕아집니다. 그게 편하기 때문입니다. 폐와 횡격막, 그리고 거기에 부수된 근육 등을 움직이지 않아도 되기 때문입니다. 하지만 뇌에는 괴로운 일입니다. 필요한 산소가 순환되지 않게 됩니다. 산소가 충분하지 않으면 뇌는 에너지를 만족할 만큼 생산하지 못해 '연료 부족' 상태가 됩니다.

뇌의 산소량을 늘리기 위해서는 유산소 운동도 중요합니다. 체육관에 가서 운동하는 고령자도 많을 것입니다. 매우 좋은 일입니다. 걷기, 실내 자전거 타기, 거기에 적당히 근육 운동도 추가합니다. 그렇게 해서 걷는 힘을 높이면 거동이 어려워짐을 막을 수 있고, 뇌의 산소량도 늘릴 수 있습니다. 물론 체육관에 가지 않고 혼자 산책하는 것만으로도 좋습니다.

사람은 다리부터 쇠약해집니다. 넘어지거나 부딪히는 것은 하체가 약해졌다는 신호입니다. 다리가 쇠약해지면 유산소 운동도 할 수 없게 되고 그것이 뇌의 노화도 초래합니다. 그렇게 되기 전에 부모님에게 맞는 방법을 함께 찾아서 운동하는 습관을 만들어 갑시다.

그렇다면 고체온의 체내 환경은 어떻게 만들면 좋을까요?

가장 간단한 방법은 목욕입니다. 고령이 되면 귀찮다면서 샤워만으로 끝내는 부모님도 많을 것입니다. 신체를 청결하게 유지하는 것이 목적이라면 샤워만으로도 문제는 없습니다. 하지만 건강한 장수를 첫째로 생각한다면 샤워만으로 끝내는 것은 좋은 습관이 아닙니다.

하루에 한 번은 따뜻한 물에 몸을 담가 체온을 올리게 합시다. 체온이 오르면 미토콘드리아의 활동이 활성화되어 뇌 속의 에너지량을 증가시킬 수 있습니다.

그런데 고령자에게 발생하는 사고는 목욕할 때 일어나기 쉬운 것도 사실입니다. 특히 급격한 온도 차이는 혈관의 부담이 됩니다. 이 점에 충분히 주의하게 합시다. 그것을 위해서는 탈의하는 곳에 둘 수 있는 난방기구를 선물하는 것은 어떨까요? 최근에는 화재가 일어나지 않고, 고령자도 사용하기 쉬운 제품이 많이 판매되고 있습니다.

이뿐만 아니라 물의 온도가 높으면 심장에 부담이 됩니다. 구체적으로는 42도 이상은 사고가 일어나기 쉽다고 합니다. 약간 미지근한 물에 여유롭게 몸을 담가 서서히 체온을 올려야 합니다. 그런 목욕방법이 미토콘드리아 활성화에 도움이 됩니다. 반대로 뜨거운 물에 빠르게 들어갔다 나오는 목욕은 치매 예방에 활용할 수 없습니다.

저는 체온을 올리기 위해서 1주일에 한 번은 온천 시설에 가고 있습니다. 최근에는 여러 곳에 온천 시설이 만들어져 있습니다. 거기에 다니면서 차분하게 몸을 담그고 심신을 힐링함과 동시에 미토콘드리아 엔진의 활성화에 노력하고 있습니다. 찾아보니 그런 시설에는 회수권 서비스도 있었습니다. 10회분의 가격을 내면 1회분이 서비스로 제공됩니다. 이런 회수권을 생일에 선물 받게 되면 행복감을 느낄 것 같습니다.

치매 방지에 매우 효과적인 커피와 녹차

'카페인은 몸에 나쁘다'고 생각하는 고령자가 매우 많이 있습니다.

그것은 카페인의 각성 작용 때문이라고 생각합니다. 카페인이 들어 있는 음료를 섭취하면 눈이 떠집니다. 신경이 고양되고 졸음이 가십니다. 이 때문에 밤에 카페인을 섭취하면 뇌의 안면(安眠)이 방해받기 때문에 확실히 좋지 않습니다.

하지만 아침과 점심에는 그 각성 작용이 좋은 방향으로 작동합니다. 피로를 억제하는 작용, 혈관을 넓혀 혈류를 촉진하는 작용, 노폐물 배출을 촉진하는 이뇨 작용 등도 카페인의 좋은 작용입니다. 너무 많이 먹으면 그러한 작용이 신체에 해가 되는 경우도 있지만 적당한 정도로 섭취하면 좋은 작용을 하는 것이 카페인입니다.

카페인은 커피와 녹차 등에 많이 포함되어 있습니다.

최근의 연구에 따르면, 커피는 알츠하이머병과 파킨슨병 예방에 효과가 있다는 것이 밝혀졌습니다. 그것은 커피에 포함된 카페인산(caffeic acid)과 클로로겐산의 항산화 작용에 있습니다. 이 둘은 폴리페놀에 속하는 것으로 파이토케미컬의 일종입니다. 활성 산소의 해로운 작용을 지울 수 있습니다.

실제로 커피를 많이 마시는 사람은 마시지 않는 사람에 비해 파킨슨병 발병률이 40~50퍼센트나 낮다는 데이터도 있습니다.

한편 녹차는 어떨까요? 녹차에도 카테킨 등의 파이토케미컬이 풍부합니다. 녹차의 떫은맛과 색깔에 들어있는 성분입니다.

도호쿠대학의 구리야마 신이치(栗山進一) 교수의 연구에 따르면, 녹차를 하루에 5잔 이상 마시는 그룹은 1잔 미만 마시는 그룹에 비해 남성의 경우 12퍼센트, 여성의 경우 23퍼센의 비율로 모든 사망 원인에 대한 위험이 낮았습니다. 질병별로 보면 순환기 질환에서 더 강한 연관성을 보여서 남성의 경우 22퍼센트, 여성의 경우 31퍼센트나 저하되었습니다.

순환기 질환이란 심장과 혈관 등이 정상적으로 기능하지 않게 되는 질환을 말합니다. 고혈압, 심장 질환, 뇌혈관 질환, 동맥류(動脈瘤) 등입니다. 이러한 질병을 막는 것은 치매 예방에도 중요합니다.

이상을 정리하면, 커피와 녹차를 어느 정도 마시는 것은 치매 예방 효과도 기대할 수 있다고 생각해도 좋을 것입니다.

그렇다면 어느 정도가 좋을까요? 카페인 섭취량을 생각하면 커피와 녹차를 합쳐 하루에 4~5잔 정도가 좋지 않을까 생각합니다.

이뿐만 아니라 커피와 녹차가 치매 예방에 좋은 것은 카페인의 진정 효과에도 있습니다. 카페인에는 뇌를 각성시키는 작용이 있는 한편, 강한 진정 효과가 있다는 것도 밝혀졌습니다.

사람은 스트레스를 느끼면 혈관을 수축시킵니다. 이렇게 되면 혈류가 나빠집니다. 그 상태가 오래 계속되면 뇌에 도달하는 혈류량도 줄어들게 됩니다.

그럴 때 커피나 녹차 등 카페인을 포함하고 있는 음료를 마시면 기분이 차분해지고 진정됩니다. 진정이 되면 혈관이 느슨해져서 혈류가 좋아집니다. 그러면 뇌로 보내지는 혈액도 증가시킬 수 있는 것입니다.

또한 사람과 대화하면서 차를 마시는 것도 좋습니다. 즐거운 대화가 뇌에 좋은 자극을 줍니다. 하루에 10분이라도 좋으니 좋아하는 것에 대해 좋아하는 사람과 대화하면서 마십니다. 그런 시간을 갖는 습관이 있는 부모님은 치매에 덜 걸리게 됩니다.

제3장 '매운 것', '쓴맛이 나는 것'을 드시게 한다

부모님이 치매에 걸리지 않게 하는 방법 ③

◎ 매일 식사에 향신채를 듬뿍 곁들인다.

◎ 매일 사용하는 간장과 된장에 마늘을 넣는다.

◎ 식용유를 끊고 EV 올리브유로 바꾼다.

◎ 마가린을 끊고 아마인유나 들기름을 섭취한다.

◎ 1주일에 2회는 회를 드시게 한다.

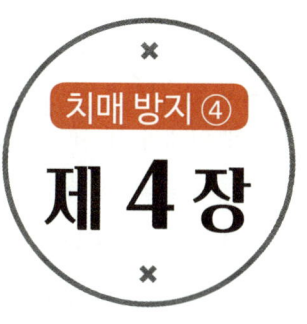

제 4 장

치매 방지 ④

부모님의 '마이 유산균'을 안다

부모님의 변비는 치매 신호

저는 장(腸) 연구를 오랫동안 계속해 왔습니다. 장을 건강하게 유지하는 것이 암 같은 몸의 질병과 우울증 같은 마음의 질병을 예방하는데 중요하다는 것을 주장해 왔습니다. 최근의 연구에서는 치매와 파킨슨병에도 위장이 깊이 관여하고 있다는 사실이 밝혀지고 있습니다.

예를 들면 파킨슨병과 루이소체 치매가 나타나기 전에는 변비가 생깁니다. 파킨슨병의 원인 물질은 뇌에 쌓이는 쓰레기 단백질인 'α-시누클레인'입니다. 이 쓰레기 단백질은 장에도 있습니다. 그것이 장 안에서 좋지 않은 자극에 계속 노출되면 덩어리가 되어 '루이소체'라는 물질이 됩니다. 이 루이소체가 장에서 특정한 경로를 거쳐 뇌로 전달된다는 것이 밝혀졌습니다. 즉, 뇌는 장과 연결되어 있는 것입니다.

마찬가지로 뇌에서도 장으로 α-시누클레인이 운반되어 위장에 병변을 일으킨다는 것도 최근의 연구에 의해 밝혀졌습니다.

그렇다면 장 속이 어떤 환경이 되면 'α-시누클레인'이 덩어리가 되어 루이소체가 만들어지기 쉬워지는 것일까요? 다음 항에서 이야기하겠지만 '유익균', '유해균', '중간균'의 이상적 균형이 크게 무너져 '유해균'이 장 속에서 우세하게 되었을 때입니다. 이렇게 되면 대장에 쌓인 대변을 먹이로 해서 유해균이 비정상적으로 번식하고 유익균이 줄어들게 되어 장관(腸管)의 기능이 나빠집니다. 그 때문에 배변하는 힘이 약해져 변비가 되는 것입니다.

더구나 유해균이 우세한 장에서는 부패 가스가 대량으로 발생합니다. 그 가스는 장벽을 손상시키고 체내로도 흡수되어 몸의 여러 곳에서 염증을 일으킵니다. 이러한 장 속의 나쁜 자극이 루이소체를 증가시키고 뇌로 전달됩니다. 그것이 파킨슨병과 루이소체 치매를 발병시킵니다. 더욱이 뇌세포의 염증을 초래해서 알츠하이머병도 일으킵니다. 변비는 치매를 일으키는 신호일지도 모릅니다. 부모님의 변비를 방치해서는 안 됩니다.

'장(腸) 연령'이 젊은 부모님일수록 치매에 잘 걸리지 않는다

우리의 장에는 약 200종류, 100조 개나 되는 장내 세균이 살고 있습니다. 무게로 하면 1.5~2킬로그램에 달합니다.

세균들은 같은 종류의 균끼리 집단을 만들어 영역싸움을 하면서 서식하고 있습니다. 다종다양한 장내 세균이 만드는 집단은 마치 야생의 꽃밭 같은 아름다움과 다양성으로 가득 차 있습니다. 그러한 이유에서 장내 세균의 집합체는 '장내 플로라(flora)'라고도 불립니다.

장내 세균들은 서로 영양을 주고받으면서 밀접한 관계를 구축하고 있습니다. 비타민을 합성하는 세균이 있는가 하면, 장이 방출한 물질을 유용한 물질로 바꾸는 리사이클 균도 있습니다. '장(腸) 안에 또 다른 장기(臟器)가 있는 것 같다'고 장내 세균 연구의 제1인자인 미츠오카 토모타리(光岡知足) 도쿄대학 명예교수가 언급한 바 있습니다.

이화학연구소의 벤노 요시미(辨野義己) 박사와 미츠오카 토모타리(光岡知足) 명예교수의 데이터에 따르면, 장수 지역으로 유명한 오키나와현과 야마나시현 유즈리하라 마을(현재 우에노하라시 유즈리하라)의 고령자의 장내 플로라는 도쿄의 고령자에 비해 '장 연령이 젊다'는 것이 밝혀졌습니다.

장내 세균은 숙주의 건강에 좋은 작용을 하는 '유익균', 비정상적으로 너무 많이 증가하면 나쁜 작용을 하는 '유해균', 이 둘 중 우세한 쪽의 편을 드는 '중간균'으로 편의상 나눌 수 있습니다. 장 연령이란 장내 플로라 중에서 어떤 쪽 세균이 우세한가로 표시됩니다.

이상적인 것은 '유익균 20퍼센트, 유해균 10퍼센트, 중간균 70퍼센트'입니다. 이 상태로 장내 플로라가 정비되어 있을 때, 중간균이 모두 유익균과 같은 편이 되어 장내 환경이 좋아지고 장 연령도 젊어집니다.

오키나와현 고령자의 장내 세균은 도쿄도의 고령자에 비해 유익균인 비피더스균이 약 10배나 많고, 유해균인 웰치균이 100분의 1 정도였습니다. 오키나와현 고령자의 장 연령은 도쿄도의 고령자에 비해 매우 젊었습니다. 그것이 건강한 장수에 크게 관여하게 되는 것입니다.

그렇다면 왜 장 연령이 젊으면 치매에 걸리지 않고 건강하게 장수할 수 있는 것일까요? 장내 세균의 작용을 간단하게 정리해 봅시다.

① **병원체를 죽인다**

⇨ 외부에서 병원성을 가진 바이러스나 세균이 침입해 오면 일제히 그것을 죽이기 위해 공격합니다. 예를 들면 병원성 대장균 O-157 등의 식중독균이 침입해 와도 장내 세균이 충분히 있으면 방어해 주기 때문에 발병하지 않습니다.

② **소화를 돕는다**

⇨ 우리가 먹은 것을 분해하는 일을 돕습니다. 사람의 장은 식이섬유를 소화할 수 없지만, 장내 세균이 식이섬유를 먹이로 하여 발효함으로써 많은 영양소를 합성해 줍니다.

③ **비타민을 합성한다**

⇨ 비타민 B군과 비타민 K는 사람이 먹은 음식을 통해 장내 세균이 합성해 줍니다.

④ **행복 물질의 전구체(前驅體)를 뇌에 보낸다**

⇨ '행복 호르몬'이라고 불리는 세로토닌과 도파민은 장내 세균이 없으면 만들 수 없습니다. 이 때문에 장내 환경이 정비된 사람일수록 행복감이 강해집니다.

⑤ **면역력을 높인다**

⇨ 면역력의 약 70퍼센트는 장내 세균이 만들고 있습니다.

이러한 장내 세균의 작용이 있기 때문에 장이 원인이 되는 질병은 뇌에서부터 심장, 그리고 관절에 이르기까지 모든 부위에서 발생합니다. 장내 플로라의 균형이 무너지면 만병을 일으키고 치매를 초래하기도 하여 건강 수명을 줄이는 것입니다.

'날씬균'이 많은 사람은 치매에 잘 걸리지 않는다

중간균은 장내 플로라의 약 70퍼센트를 차지하는 최대 세력입니다. 이 균의 작용이 사실은 건강 수명에 중요하다는 것이 밝혀졌습니다. 중간균에는 크게 '의간균(Bacteroidetes)'와 '후벽균(Firmicutes)'이라는 2개 그룹이 있습니다. 굳이 따지자면 의간균은 유익균의 편을 드는 경우가 많고, 후벽균은 유해균을 좋아하는 중간균입니다.

이것은 각 균이 좋아하는 먹이를 보면 잘 알 수 있습니다. 장내 세균은 숙주인 인간이 어떤 것을 먹는가에 따라 번식력이 변해서 장내 플로라 안에서의 비율이 달라지게 됩니다.

의간균은 고(高)식이섬유, 저(低)당질, 저(低)지질 음식이 장에 빈번하게 들어오면 증가합니다. 이것은 유익균의 번식력을 높이는 음식과 같습니다. 이뿐만 아니라 의간균이 장내에서 증가하면 사람은 날씬해지기 쉽다는 것도 밝혀졌습니다. 이 때문에 이러한 균들은 '날씬균'이라고도 불립니다.

한편, 후벽균은 숙주가 저(低)식이섬유, 고(高)당질, 고(高)지질 식사를 했을 때 번식력을 높입니다. 유해균도 그러한 먹이를 얻었을 때 비정상적으로 번식합니다. 이 때문에 유해균이 증가하면 후벽균도 증가하기 쉽게 됩니다. 또 이러한 균들이 늘어나면 사람은 살찌기 쉬워지기 때문에 '뚱보균'이라고 불립니다.

최근 치매와 장내 세균에 관한 연구 결과가 밝혀졌습니다. 국립장수의료연구센터의 연구자들이 수행한 연구입니다. 이 연구에서는 치매라고 진단받은 60대에서 80대 128명을 대상으로 장내 세균의 구성 비율을 분석했습니다. 그 결과 치매인 사람은 날씬균이 적었고, 반대로 날씬균이 많은 사람은 그렇지 않은 사람에 비해 치매 이환율이 10분의 1이었습니다.

치매에 걸린 고령자는 유익균이 줄고 유해균이 늘었다는 것 또한 다른 연구를 통해 밝혀진 바 있습니다.

고령의 부모님일수록 '끈끈한 식품'을 많이 드시게 한다

왜 장 속에서 날씬균이 늘면 치매에 잘 걸리지 않게 되는 것일까요?

이 인과 관계는 아직 밝혀지지 않았습니다. 다만 몸의 염증과 관계가 있을 것이라고 여겨지고 있습니다.

날씬균이 늘면 단쇄지방산(短鎖脂肪酸)이라는 물질의 생성량이 증가합니다. 이 단쇄지방산에는 강력한 항염증 작용이 있습니다. 단쇄지방산은 대장에서는 에너지원이 되어 장관이 활발하게 기능할 수 있도록 많이 사용됩니다. 날씬균이 장에서 다 쓸 수 없을 정도로 많은 단쇄지방산을 생산하게 되면 혈액에 흡수되어 몸속을 순환합니다. 이렇게 되면 단쇄지방산이 몸속의 염증을 억제하는 작용을 합니다. 뇌에서 작용하면 뇌 속의 염증을 완화시킵니다. 이것이 날씬균이 늘면 치매 예방이 된다고 보는 이유입니다.

또, 단쇄지방산이 늘면 면역 세포의 폭주가 가라앉는다는 것이 밝혀졌습니다. 뇌의 염증은 미세 아교세포(microglia)라는 면역세포의 폭주가 원인이라는 것은 제1장에서 이야기했습니다.

반대로 뚱보균이 많아 살찐 사람의 몸속에서는 활성 산소가 발생하기 쉬워집니다. 기아에 견디며 생명을 유지해 온 인간의 몸에서 비만은 정상적인 것이 아니라 비정상적인 것입니다. 이 때문에 비만이라는 비정상적인 상태를 신체가 겪게 되면 몸속에서는 활성산소를 대량으로 발생시키게 됩니다. 비만도 치매의 위험요소가 된다는 것은 제1장에서 이야기한 대로입니다.

나아가 날씬균은 활성 산소를 제거해 줍니다. 뚱보균이 활성 산소를 발생시키는 것과는 반대로 날씬균에는 수소를 만드는 작용이 있습니다. 수소는 산소와 결합하면 물이 되는데, 수소는 활성 산소와도 잘 결합해서 무해화(無害化)해 줍니다.

수소와 치매의 관계를 보여주는 연구가 있습니다.

도호대학의 이시가미 아키히토(石神昭人) 박사와 도쿄도 노인종합연구소의 연구에서는 수소수가 실험용 쥐의 뇌에 축적되어 있던 활성산소의 양을 감소시킨다는 것이 밝혀졌습니다. 수소수를 부여한 그룹은 보통의 물을 부여한 그룹에 비해 활성산소의 양이 평균적으로 27퍼센트나 적었던 것입니다.

니혼의과대학의 오타 시게오(太田成男) 교수의 연구에서는 스트레스를 부과한 실험용 쥐에게 수소수를 부여한 결과 실험용 쥐의 기억력 저하가 반감되었다는 것이 밝혀졌습니다. 수소수를 먹임으로써 기억력을 관장하는 뇌 해마의 변성 세포가 줄었다는 것이 관찰된 것입니다.

그렇다면 부모님이 수소수를 마시게 하면 치매가 발병하지 않게 될까요?

그렇게 간단하지는 않은 것 같습니다. 페트병 등의 용기에 넣어 판매되는 수소수는 뚜껑을 열면 수소가 쉽게 빠져나갑니다. 또한 보존 기간이 오래되면 수소량이 점점 줄어듭니다. 따라서 시판되는 수소수는 구매 후에 가능한 한 빨리 마시고, 뚜껑을 열었으면 단숨에 다 마실 필요가 있습니다.

하지만 그런 고생을 하지 않아도 장 속의 날씬균을 늘릴 수 있다면 사람은 자신의 장 속에서 수소를 만들 수 있습니다. 그것이 뇌에 활성 산소가 쌓이는 것을 막고 치매 예방에 도움이 되는 것입니다. 이 때문에 날씬균이 좋아하는 고(高)식이섬유, 저(低)당질, 저(低)지질 식사를 부모님이 실천하시게 할 필요가 있는 것입니다.

뇌 속에서 만성 염증이 일어나면 인지 능력과 운동 능력의 저하를 초래하는 화학물질이 만들어진다는 것이 밝혀졌습니다. 그래서 치매 예방을 위해서는 만성 염증을 막아야 하는데, 연령 증가도 염증을 일으키는 한 가지 원인이 됩니다. 나이가 드는 것은 살아있는 한 멈출 수 없습니다. 그러므로 만성 염증도 완전히 없앨 수는 없습니다.

하지만 염증이 일어나는 속도를 가능한 한 느리게 하는 방법이 있습니다. 그것을 뒷받침하는 연구가 미국 일리노이대학에서 수행되었습니다. 그 방법이란 식이섬유를 충분히 섭취하는 것입니다.

유익균과 날씬균이 식이섬유를 소화할 때 단쇄지방산이 만들어진다는 것은 언급했습니다. 뇌 속의 염증을 완화하는 데에는 이 단쇄지방산의 항염증 작용이 중요합니다. 특히 면역 세포인 미세 아교 세포(microglia)에 대해서는 단쇄지방산 중 뷰티르산(butyric acid)이 항염증 작용을 발휘하고 있다는 것이 밝혀졌습니다.

이 일리노이대학의 F.A. 우즈 교수와 R.W. 존슨 교수의 실험에서 주목받은 것은 다음과 같은 사실입니다. 나이 든 실험용 쥐와 젊은 실험용 쥐에게 각각 식이섬유가 적은 먹이와 많은 먹이를 주고, 혈액 속의 뷰티르산을 비롯한 단쇄지방산의 농도와 뇌의 염증성 물질을 측정하였습니다. 그 결과 식이섬유가 많은 먹이를 준 실험용 쥐는 나이 든 쥐와 젊은 쥐 모두 뷰티르산을 비롯한 단쇄지방산 레벨이 상승했습니다.

반면 식이섬유가 적은 먹이를 준 실험용 쥐는 나이 든 쥐 그룹만이 장에 염증을 일으켰습니다. 식이섬유가 부족하면 나이 든 쥐일수록 장에 염증을 일으키기 쉬워져서 위험하다는 것입니다.

이것은 사람도 마찬가지입니다. 고령이 되면 젊은 시절보다 더 의식적으로 식이 섬유를 많이 섭취하도록 노력해야 합니다. 특히 수용성 식이 섬유는 유익균과 날씬균의 좋은 먹이가 되어 단쇄지방산 생산량을 증가시킵니다. 수용성 식이 섬유는 해조류, 감자류, 콩류, 과일에 풍부합니다. 특히 낫토, 오크라, 멜로키아, 마, 미역귀 등 끈끈한 식품에 많이 있습니다. 권장하는 것은 3가지의 끈끈한 식품을 간장에 버무리기만 하면 되는 간단한 요리 '끈끈이 3형제'(역자 주: 낫토, 오크라, 마늘 간장 등으로 버무린 것) 입니다. 부모님이 매일 '끈끈이 3형제'를 드시게 합시다.

제4장 부모님의 '마이 유산균'을 안다

혼자 사시는 부모님께는 정기적으로 '양배추 초절임'을 보내 드린다

보존 식품을 고령의 부모님께 보내 드리는 것이 유행이 되고 있다고 합니다. 가끔이라도 좋습니다. 자녀나 며느리가 만들어 준 요리를 먹는 것만큼 부모님 마음이 흐뭇해지는 일은 없을 것입니다. 저도 절실히 느끼고 있습니다.

그런 '기쁨'이 뇌세포의 작용을 활성화시킵니다. 보존식품을 보내 드리는 것은 그 행위 자체가 부모님의 치매 예방에 도움이 되는 것입니다.

『돌봐 드리지는 못하지만, 그래도 걱정되니 부모님께 만들어 보내드리면 좋은 보존식』(하야시 유키코(林幸子) 저, 다이와쇼보(大和書房))은 먼 곳에 사시는 친정 부모님과 시부모님께 저자인 하야시 씨가 20년에 걸쳐 계속 요리를 보내드리며, 그 경험을 통해 얻은 힌트가 많이 게재되어 있습니다. 실용적이면서도 부모님을 생각하는 자식의 마음이 가득한 멋진 책입니다.

이 책에 "냉동 요리보다 냉장 요리가 좋다"고 되어 있습니다. 맞는 말이라고 생각했습니다. 받고서 바로 먹을 수 있는 음식이 더 고마운 법입니다.

거기에 한 가지 제가 제안한다면 '양배추 초절임'을 권장하고 싶습니다. 양배추를 채로 썰고 식초에 절이기만 하면 되는 간단한 요리지만 장내 환경을 정비하는 작용이 높은 요리입니다. 매일 먹으면 날씬균과 유익균이 우세한 장내 환경을 만들 수 있습니다.

이전에 저는 『날씬해지고 싶으면 장 속의 '똥보균'을 줄여라! 2주만에 장이 바뀌는 최강 다이어트 음식 10』(와니북스 PLUS 新書)『번역서: 평생 살찌지 않는 기적의 식사법, 2주 만에 똥보균을 없애고, 유익균을 늘리는 똑똑한 식습관 가이드』(최예은 역, RHK)를 출판했습니다. 이 책을 읽은 니혼테레비의 인기 프로그램 「세계에서 가장 받고 싶은 수업」의 프로듀서로부터 "한 가지 식품을 2주일간 먹는 것만으로 살을 뺄 수 있는가"라는 물음과 함께 출연 의뢰를 받았습니다.

'아무리 그래도 한 가지 음식만으로 살을 뺄 수 있을까?'라고 생각하면서도 양배추 초절임 100그램을 매번 식전에 먹게 할 것을 제안했습니다. 피험자는 여자축구 일본 대표로 과거에 활약한 마루야마 카리나(丸山桂里奈) 씨와 4명의 개그맨이었습니다. 실험을 해보니 5명 모두 날씬균이 확실히 늘었습니다. 특히 마루야마 씨는 2주일 동안 몸무게는 2.5킬로그램, 허리둘레는 8센티나 줄고, 날씬균은 25퍼센트나 늘었습니다. 게다가 뚱보균이 줄어 있었습니다.

마루야마 씨는 현역 은퇴 후에 연예인으로 바쁘게 활약하면서 생활이 불규칙해지고, 좋아하는 것만 먹고, 운동도 현역 시절만큼 하지 않게 되었다고 합니다. 그 때문에 체중은 증가하는 한편 면역력이 저하한 탓인지 감기가 좀처럼 낫지 않았다고 합니다. 그랬던 것이 양배추 초절임을 2주일 동안 먹은 결과, 몸 상태도 좋아지고 변비 기미가 보이던 것도 좋아졌다고 합니다.

양배추 초절임이 좋은 이유는 3가지 있습니다.

첫째는 양배추의 건강 효과입니다.

양배추에는 장내 세균의 좋은 먹이가 되는 수용성 식이 섬유와 장을 깨끗하게 청소해 주는 불용성 식이 섬유가 균형 있게 포함되어 있습니다.

더불어 높은 항산화 작용도 있습니다. 식물성 식품 중에서 항산화 작용이 가장 높은 것이 마늘이라면 양배추는 그 다음입니다. 그런데 마늘은 너무 많이 먹으면 위장을 상하게 합니다. 하지만 양배추는 너무 많이 먹는다고 해도 부작용 걱정은 없고 오히려 위장 건강에 좋다고 할 수 있습니다. 비타민 C, 비타민 U, 비타민 K 등 위장의 점막을 정비하기 위해 필요한 영양소도 풍부하고, 에너지 생산 효율을 높이는 비타민 B군도 포함되어 있습니다.

둘째는 유산(乳酸) 발효한다는 점입니다.

양배추 초절임을 넉넉하게 만들어 부모님께 보내 드리면 좋습니다. 냉장고에 넣어 두면 점점 신맛이 증가합니다. 이것은 유산균이 늘어 발효가 진행되었기 때문에 일어나는 현상입니다. 유산균은 대표적인 유익균입니다. 장내 세균은 같은 편인 균이 들어오면 번식력을 증가시키는 성질이 있습니다. 양배추 초절임을 먹음으로써 장내가 유익균 우세가 되면 그것으로 인해 또한 날씬균을 늘려가는 상승 효과를 얻을 수 있습니다.

셋째는 식초를 사용한다는 점입니다.

식초의 주성분인 초산(醋酸)은 단쇄지방산의 일종입니다. 식품에 포함된 단쇄지방산은 소장에서 곧바로 소비되어 버리는데, 장뇌(樟腦)처럼 장관(腸管)을 자극하여 상태를 정비해 가는 효과를 기대할 수 있습니다.

이러한 양배추 초절임의 건강 효과를 얻기 위해서는 매번 식전에 100그램씩 먹는 것이 가장 좋지만 하루 한 번이라도 꾸준히 먹는 것이 무엇보다 중요합니다. 유산균의 발효되는 힘은 매우 강해서 양배추 초절임을 꺼낼 때 깨끗한 젓가락을 사용한다면 냉장고에서 2주일 이상은 보존할 수 있습니다.

'양배추 초절임' 만드는 방법

① 양배추(큰 것 1/2개)를 씻어서 채썰기 한다.
② 보존용 비닐 팩에 양배추를 넣고 소금 2작은술을 뿌리고 공기를 넣은 채 입구를 닫는다.
   ※소금은 천일염이나 돌소금을 사용할 것. 정제염(맛소금)은 저렴하지만 나트륨 농도가 매우 높기 때문에 권장하지 않는다.
③ 보존용 비닐 팩을 위아래로 흔들어 소금이 골고루 퍼지게 한다.
④ 보존용 비닐 팩을 열고 식초 500밀리리터를 넣은 후에 공기를 빼고 비닐 팩을 닫는다. 취향에 따라 씨겨자 2작은술을 넣어도 맛있다.
   ※식초는 양조식초를 사용한다. 쌀식초가 먹기 좋은데, 사과식초나 흑식초 등 여러 가지 양조식초를 사용해 다양하게 시도해 보는 것도 즐겁다.
⑤ 양배추가 숨이 죽으면 먹어도 된다.

이상은 만들기 쉬운 분량의 레시피입니다. 많이 만들어 냉장고에 보존하면 오랫동안 계속 먹을 수 있습니다. 장내 세균은 대체로 2주일이 지나면 교체됩니다. 우선은 2주일 동안 계속 드시게 해보십시오.

부모님께 보내 드리고 싶은
양배추 초절임 만드는 법

냉장고에 넣어두면 2주간 보존할 수 있습니다.
많이 만들어드려서 부모님이 매일 드실 수 있게 합시다!

재료
- 양배추 큰 것 1/2개 (500~600g)
- 소금
- 식초 500ml
- 씨겨자 2작은술
- 보존용 비닐 팩 1장

※ 소금은 천일염이나 돌소금으로.
※ 식초, 소금, 씨겨자의 양은 기호에 맞게 조절하십시오.

1. 양배추를 씻고 채 썬다.

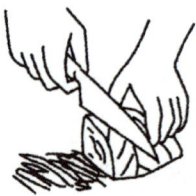

2. 보존용 비닐 팩에 양배추를 넣고 소금 2작은술을 뿌리고 공기를 넣고 입구를 닫는다.

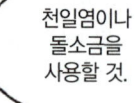
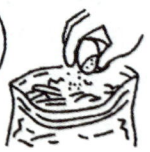

천일염이나 돌소금을 사용할 것.

3. 보존용 비닐 팩의 지퍼를 닫고 양배추가 숨이 죽을 때까지 가볍게 문지른다.

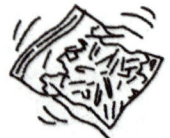

4. 비닐 팩을 열고 식초를 붓고, 공기를 뺀 후에 비닐 팩을 닫는다. 기호에 따라 씨겨자를 넣어도 맛있다.

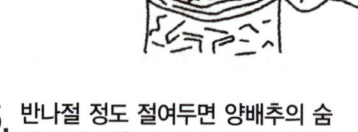

식초는 양조식초를 사용한다. 쌀식초가 먹기 좋지만 사과식초나 흑식초 등 다양한 양조식초를 사용하는 것도 좋다.

5. 반나절 정도 절여두면 양배추의 숨이 죽어 먹을 수 있다. 보존 용기에 옮겨 담는다.

국물에는 영양소가 포함되어 있습니다. 국물도 마시게 합시다.

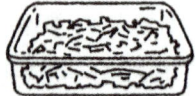

부모님의 '마이 유산균'을 안다

우리의 장내 환경은 매일 먹는 식사를 통해 놀라울 정도로 바뀝니다.

그것은 사람이 먹은 것을 장내 세균이 먹이로 하고 있기 때문입니다. 또한, 장내 세균에는 같은 편인 균이 들어오면 숫자를 늘리는 성질이 있습니다. 그렇기 때문에 장내 환경을 정비하기 위해서는 자신의 장에 있는 세균과 같은 편인 균을 일상적으로 보내주는 것이 중요합니다.

그것을 위해서는 어떤 것을 먹으면 좋을까요?

최적인 것은 '일본인이 옛날부터 먹어 온 발효 식품'입니다. 또 '자신의 부모님이 자주 드셨던 발효 식품'과 '3살 때까지 먹었던 발효 식품' 등도 중요합니다.

왜 이러한 발효 식품이 좋은 것일까요?

최근의 연구에서 사람의 장내 세균의 종류는 생후 3년 안에 거의 결정된다는 것이 밝혀졌습니다. 쌍둥이라도 생후 3년까지 누구 손에 길러지느냐, 어떤 환경에서 길러지느냐에 따라 장내 세균의 종류가 크게 다르다는 것도 밝혀졌습니다.

더구나 우리의 장에 있는 장내 세균 가운데 중간균의 대부분은 우리 주위에 있는 아주 흔한 세균입니다. 예를 들면 피부와 입안에 있는 상재균(常在菌)과, '토양균(土壤菌)'이라고 부르는 먼지 등에 포함된 세균류 같은 균들이라는 것이 밝혀졌습니다. 유산균을 '요구르트 등에 있는 특별한 균'이라고 생각하고 있는 사람이 있지만, 유산균도 토양균의 일종으로 우리 몸 주위에 있는 아주 흔한 균입니다. 테이블이나 바닥에도 많이 있으며 흙 묻은 채소에도 붙어 있습니다.

사람은 각각 자신의 장에 살고 있는 세균류를 식사할 때와 호흡할 때 밖으로 배출하고 있습니다. 3살이 될 때까지 유유아(乳幼兒)는 근친자가 뱉어낸 세균류를 들이마시거나 발효식품을 먹거나 혹은 몸 주위에 있는 것을 핥거나 해서 많은 세균을 섭취합니다. 그것에 의해 그 아이의 장내 플로라를 구성하는 세균의 종류가 정해지는 것입니다.

　장내 세균 중에서도 면역과 특히 밀접히 관련된 것이 유산균입니다.

　유산균의 세포 벽에는 강력한 면역 증강 인자가 있어 그것이 많은 면역 세포를 자극하고 있다는 것이 밝혀져 있습니다. 앞서 이야기했듯 치매를 막기 위해서는 일부 면역세포가 폭주해서 염증 반응을 강하게 일으키지 않도록 면역력을 종합적으로 높이고 확실히 통솔할 수 있게 하는 것이 중요합니다. 그것을 위해서는 장내 유산균의 작용을 좋게 하는 것이 필수적입니다.

　또한 유산균에는 장 속의 유해균을 줄이고 장의 상태를 정비하는 작용이 있습니다. 장 속에서 유해균 등의 숫자를 비정상적으로 증가시켜버리면 냄새가 강한 부패 가스가 많이 만들어집니다. 그 가스가 체내를 순환하는 것에 의해서도 염증이 일어나게 됩니다.

　그런데 유산균이라고 한 단어로 말하지만 실제 알려진 것만 해도 250종류 이상이 있습니다. 어떤 유산균이 장에 있는지는 사람에 따라 다릅니다. 장내 환경을 정비하고 면역력을 높이기 위해서는 자신의 장에 서식하고 있는 '마이 유산균'과 동일한 종류를 늘릴 필요가 있습니다.

　그렇다면 자신의 '마이 유산균'을 알기 위해서는 어떻게 하는 것이 좋을까요? 그것은 그 사람의 성장 과정을 살펴보면 대체로 알 수 있습니다.

　저희 어머니는 교토에서 자란 분입니다. 또한 저는 한국인 가정부 아주머니의 손에 길러졌습니다. 아버지하고는 제가 3살이 될 때까지 전혀 접촉하지 않았습니다. 그렇기 때문에 저의 장내 세균은 어머니와 한국인 가정부로부터 물려받은 것이 많을 것입니다.

　특히 유산균은 교토식 채소 절임과 김치에 있는 것이 정착했다고 생각됩니다. 교토에서 자란 어머니에게는 교토식 채소 절임의 유산균이 많이 붙어 있었을 것이고, 한국인 아주머니는 김치를 어린 시절부터 많이 먹었지요. 그것들은 식물에 있는 식물성 유산균입니다.

　한 가지 더 예를 들면 일본 씨름인 스모의 요코즈나(橫綱, 천하장사)인 하쿠호(白鵬)는 몽골인이기 때문에 치즈와 요구르트의 유산균이 장에 많이 살고 있을 것입니다. 그러한 것들은 동물성 유산균입니다.

그렇다면 당신의 부모님은 어떤 가족과 자랐고 어린 시절에는 어떤 발효식품을 드셨을까요? 이 부분을 한 번 여쭤봅시다.

그 안에 있는 유산균 같은 세균은 당신 부모님의 건강을 지탱해주고, 또 당신의 장내 세균 대부분을 이루고 있을 것입니다. 부모님과 당신의 '마이 유산균'은 공통된 것이 많습니다. 그 유산균이 있는 발효 식품을 일상적으로 먹는 것이 부모와 자식이 모두 계속 건강을 유지하는 데 중요합니다.

저는 평소에도 교토식 채소 절임과 김치를 자주 먹으려 하고 있습니다. 장의 상태가 조금 나빠졌다고 생각될 때나 감기에 걸려 면역력이 떨어졌다고 느낄 때도 교토식 채소 절임과 김치를 곧바로 먹습니다. 그것이 저의 '마이 유산균'이기 때문입니다. 그렇게 해서 장에서부터 면역력을 높이도록 유념하고 있습니다.

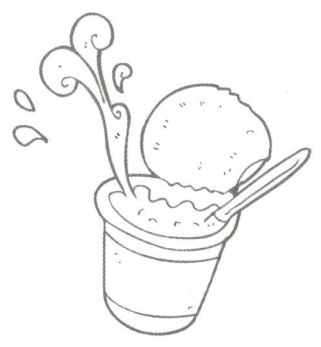

유산균 같은 세균은 당신 부모님의 건강을 지탱해주고,
또 당신의 장내 세균 대부분을 이루고 있을 것입니다.
그 유산균이 있는 발효 식품을 일상적으로 먹는 것이
부모와 자식이 모두 계속 건강을 유지하는 데 중요합니다.

치매에도 장수에도 좋은, 된장국의 엄청난 힘

일본인이 거의 매일 먹어온 발효 식품으로 된장이 있습니다. 된장을 만드는 유산균은 일본인 모두의 '마이 유산균'이라고 할 수 있을 것입니다.

더구나 된장은 매우 우수한 항산화 식품입니다.

원자폭탄 후유증 조사에 따르면 히로시마에서 원자폭탄 피해로 방사선에 노출되었음에도 불구하고 살아남은 사람을 조사한 결과, 모두가 된장국을 먹고 있었다는 보고가 있습니다. 방사선이 위험한 것은 그것에 노출된 세포에서 활성 산소가 대량으로 방출되어 이웃해 있는 세포를 차례로 죽여 가기 때문입니다. 된장의 발효균에는 강력한 항산화 작용이 있어 활성산소의 해로운 작용을 억제했을 것이라고 보여집니다.

또 방사선의 해로운 작용을 억제하는 힘은 된장의 숙성기간이 길어짐에 따라 커집니다. 즉, 발효균이 많을수록 효과도 커진다는 것입니다.

예로부터 "의사에게 돈을 내기보다 된장 가게에 돈을 내라"는 말이 있습니다. 부모님이 장수하시기를 원한다면 숙성도가 높은, 균이 살아있는 된장을 부모님이 드시게 해야 합니다.

그렇다면 세균의 어디에 강력한 항산화 작용이 있는 것일까요? 세균이나 곰팡이류의 세포막에는 베타글루칸이 있습니다. 바로 이 파이토케미탈에 활성산소의 해로운 작용을 억제하고 면역력을 높이는 작용이 있습니다. 베타글루칸은 또 장내 세균에도 있습니다. 그래서 장내 세균의 숫자가 많은 사람일수록 활성산소를 억제하는 힘도 면역력도 높아지는 것입니다.

고령이 되면 식사량이 줄고 그 결과 저(低)영양에 빠지는 경우가 많아집니다. 특히 문제가 되는 것은 단백질 부족입니다. 콩으로 만들어지는 된장은 우수한 단백질원이며 세균에 의해 발효되어 흡수하기 쉬운 상태로 되어 있습니다. 그렇기 때문에 고령자일수록 양질의 된장을 섭취하는 것이 좋은 것입니다.

그런데 고혈압이 걱정이라면서 된장국을 삼가는 사람이 있습니다. 이것은 매우 잘못된 것입니다. 최근의 조사에서는 매일 된장국을 먹고 있는 사람이 오히려 고혈압이 잘 생기지 않는다고 보고되고 있습니다. 그래도 걱정이라고 부모님이 말씀하신다면 건더기가 많은 된장국을 만들어 드립시다. 채소에 포함된 칼륨이 나트륨 배출을 촉진해 혈압 상승을 막아줍니다.

된장국의 건더기에는 어떤 것을 사용하면 좋을까요?
첫째는 버섯류입니다.
버섯도 크게 말하면 균류의 일종입니다. 베타글루칸은 버섯에도 풍부합니다. 된장국에 사용하는 것이라면 종류는 상관없습니다. 표고버섯, 새송이버섯, 만가닥버섯, 팽이버섯 등 주위에서 쉽게 구할 수 있는 버섯을 충분히 사용합시다. 다만 베타글루칸은 수용성입니다. 국물은 다 마시도록 하고 말린 표고버섯을 사용할 때는 버섯을 불린 물도 된장국에 넣읍시다.

둘째는 미역, 톳, 다시마 등 해조류입니다.
해조류에는 장내 세균의 좋은 먹이가 되는 수용성 식이섬유가 풍부합니다. 게다가 옛날부터 해조류를 항상 먹어 온 일본인에게는 해조류를 분해하는 유전자를 가진 장내 세균이 살고 있습니다. 이것은 세계적으로 드문 것입니다. 이 장내 세균이 있어서 일본인은 해조류로부터 많은 영양소를 흡수할 수 있습니다. 그런 훌륭한 장내 세균의 작용을 활성화하기 위해서는 그 먹이가 되는 해조류를 매일 먹는 것이 필요합니다.

미역과 다시마 등의 해조류를 거의 매일 먹는 사람들은 거의 먹지 않는 사람들에 비해 심근경색 등에 걸릴 위험이 낮아진다는 국립암연구센터와 쓰쿠바대학 연구팀의 보고도 있습니다. 동물실험에서는 해조류의 식이 섬유가 지질 대사를 향상시키고, 해조류의 단백질에는 혈압을 낮추는 작용이 있다고 확인되었습니다.

셋째는 생강입니다.

가열한 생강에는 혈류를 향상시켜 몸의 구석구석까지 혈액을 보내서 몸을 따끈따끈하게 데우는 작용이 있습니다. 사람의 면역은 체온을 1도 올리는 것만으로도 30퍼센트나 높아진다고 합니다. 또한 장은 차가워지면 기능이 저하되지만 따뜻해지면 활동적이게 되어 장내 환경을 정비하는 작용도 향상됩니다.

버섯류, 해조류, 생강. 이 3가지를 건더기로 사용한 된장국은 당신 부모님의 치매를 막고 건강한 장수에 도움을 주는 '장수 국'이 될 것입니다.

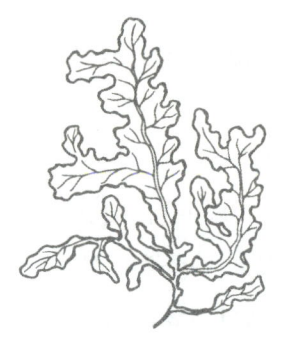

방사선의 해로운 작용을 억제하는 힘은
된장의 숙성기간이 길어짐에 따라 커집니다.
즉, 발효균이 많을수록
효과도 커진다는 것입니다.

만일 장에 좋은 것을 먹고 있는데 배가 아프면?

장 건강법에는 어려운 점이 있습니다. 장내 세균이라는 생물과 우리가 공생하고 있다는 점입니다. 상대는 생물이기 때문에 이쪽의 의도대로는 작동해 주지 않을 때가 있습니다. 그중 하나가 'SIBO(Small Intestinal Bacterial Overgrowth)', 소장 내 세균 과증식이라는 상태입니다. 소장 안에서 세균이 비정상적으로 지나치게 증가함으로써 복통, 복부 팽만, 설사, 변비 등이 발생하는 증상입니다.

보통 소장에 있는 장내 세균은 약 2,000억 개라고 추계하고 있습니다. 장내 세균의 전체 숫자는 약 100조 개니까 그 대부분은 대장에 살고 있다고 할 수 있습니다. 그런데 SIBO가 되면 소장 안의 세균이 10배나 증가해 버립니다.

이렇게 되면 소장 안에서 장내 세균이 너무 활발히 작용해서 수소 가스가 대량으로 발생합니다. 대장은 가스에도 어느 정도 강하게 만들어져 있지만, 본래 가스가 발생하는 장소가 아닌 소장에서 가스가 대량으로 만들어지면 장관은 원래의 기능을 충분히 할 수 없게 됩니다. 그것에 의해 소화 흡수 장애가 일어나게 되는 것입니다.

그렇다면 왜 이러한 상태가 일어나는 것일까요?

'장(腸)에 좋다는 것을 너무 많이 먹은 것'에 원인이 있습니다.

유산균과 비피더스균은 수용성 식이 섬유뿐 아니라, 올리고당과 폴리올 등의 당류와 발효 식품도 먹이로 합니다. 올리고당과 폴리올 등은 소장에서는 소화 흡수되지 않고 주로 대장 안에서 장내 세균이 먹음으로써 분해되어 갑니다. 발효 식품 또한 장내 세균의 좋은 먹이가 됩니다.

그러므로 적당한 양을 먹는 것은 중요하지만, "장에 좋으니까"라면서 대량으로 먹어버리면 소장 안의 세균이 지나치게 증가해서 SIBO를 일으킵니다. 대장 속의 발효도 급격히 진전됩니다.

대장도 가스가 비정상적으로 발생하면 배가 띵띵하게 부풀어 오릅니다. 이것으로 인해 복부가 팽만해져서 아프고 괴로운 것입니다.

사실은 저도 SIBO를 경험했습니다. 파킨슨병 같은 증상이 강해져서 방치하면 안 된다는 위기감을 느꼈기 때문이었습니다. 저는 '장(腸)을 단련해서 125세까지 건강하게 장수하는 방법'을 많은 책을 통해 전달해 왔습니다. 그런 제가 치매에 걸리거나 거동이 불가능해 지면 안 된다는 초조함이 작용했던 것 같습니다.

그래서 요구르트 같은 발효식품과 식이섬유가 풍부한 채소를 그 이전보다 노력해서 먹었습니다. 그러자 배가 띵띵해지고 아침에 시원하게 배변할 수 없게 되었던 것입니다. 반대로 요구르트 먹는 양을 줄인 결과 SIBO는 곧바로 좋아졌습니다.

무슨 일이든 '과유불급'인 법입니다. 장에 좋은 것만 열심히 하면 그것이 도리어 해로울 수도 있습니다. 그것은 장내 세균이라는 원시적 생물을 대상으로 하고 있기 때문일 것입니다.

그렇기 때문에 부모님께서 장에 좋은 것을 많이 먹고 있는데도 복통, 복부 팽만, 설사, 변비 등을 호소하는 경우가 있다면 SIBO를 의심해 보십시오. '장을 위해서'라면서 매일 먹고 있는 것 중에 원인이 있을지도 모릅니다. 그럴 때는 2주일 정도 그것을 쉬어 보십시오.

증상이 개선되면 그 식품이 원인이라고 생각됩니다. 장내 플로라의 구성은 마치 지문처럼 한 사람 한 사람 다릅니다. 다수에게는 장에 좋은 식품이라도 어떤 사람에게는 SIBO의 원인이 되어 버리는 경우도 있는 것입니다.

만일 부모님의 고집이 세졌다면 유해균이 늘어난 것이다

장에 좋은 것을 적절한 정도로 실천해서 장내 플로라가 정비되면 행복감이 높아집니다. 장내 세균에는 '행복 호르몬'인 세로토닌 분비를 돕는 작용이 있기 때문입니다.

세로토닌은 뇌 속에서 신경 전달 물질로 기능해서 환희와 쾌락을 전달합니다. 신경 전달 물질이란 뇌 속의 신경세포들 사이에서 정보를 전달하기 위해 분비되는 물질을 말합니다.

행복감을 관장하는 세로토닌이 뇌 속에서 증가하면 '행복하다', '즐겁다', '기쁘다'는 감정이 고양됩니다. 무엇을 하고 있어도 행복하다고 느껴지고, 작은 일에 불안이나 불만을 느끼지 않게 됩니다. 이렇게 행복한 인생은 없을 것입니다.

반대로 세로토닌의 양이 줄어들면 화를 잘 내고, 고집을 부리고, 작은 일에도 폭발해 버리기 쉬워집니다. 나이를 먹으면 자기 생각을 고집하는 사람이 늘어나는데, 세로토닌의 양이 줄어들면 고집이 세지기 쉽기 때문입니다.

사실은 뇌 속에 있는 세로토닌의 양은 몸속에 있는 양의 겨우 2퍼센트에 지나지 않습니다. 인체 속의 세로토닌의 양은 전부 합쳐서 10밀리그램 정도입니다. 그중 약 90퍼센트가 장에서 만들어지고 있습니다.

세로토닌의 생성 과정에 니아신과 비타민 B6가 사용됩니다. 이러한 비타민이 없으면 장은 세로토닌을 만들어낼 수 없습니다. 비타민 B6는 육류, 통곡류, 채소, 견과류에 많이 포함되어 있습니다.

하지만 니아신과 비타민 B6가 많은 식품을 섭취하는 것만으로는 세로토닌의 양을 늘릴 수 없습니다.

우리가 먹는 것으로부터 비타민류를 합성하고 있는 것은 장내 세균이기 때문입니다. 비타민류의 합성력은 다종다양한 세균이 장 속에서 작용하고 있을 때, 또한 장내 환경이 유익균 우세로 정비되어 있을 때 높아집니다. 그렇게 해서 장내 세균이 만든 비타민류를 사용하여 세로토닌의 전구체가 만들어지고 뇌로 보내지는 것입니다.

부모님이 언제까지라도 행복하기를 바란다면 장내 환경을 정비해 드리는 것이 중요합니다.

하지만 현재 핵가족화가 진전되어 고령자만이 사는 세대가 늘고 있습니다. 3세대가 함께 사는 가정은 아주 적어, 고령자가 있는 세대 중 혼자 사는 세대는 약 47퍼센트이고, 고령자 부부만 사는 세대가 약 49퍼센트입니다. 고령자만이 살면 아무래도 식사를 대충 하게 되기 쉬워질 것입니다.

하지만 가공식품이나 패스트푸드, 편의점 도시락 등 간단하게 먹을 수 있는 것은 장내 세균의 숫자를 줄이고, 장내 환경을 유해균 우세로 만듭니다. 장내 세균 감소를 초래하는 식품 첨가물과 소독제 등이 사용되고 있어 유익균의 좋은 먹이가 되지 않기 때문입니다.

'어차피 나 같은 건 가족의 걸림돌이 될 뿐이니 빨리 죽는 게 좋아'라는 등 부모님이 푸념의 소리를 하게 되었다면 장내 환경이 유해균 우세로 악화되어 세로토닌의 양이 줄어들고 있다는 신호입니다. 이러한 것은 채소와 양질의 고기, 달걀, 생선, 두부, 낫토 같은 단백질을 많이 드시게 하면 바뀔 것입니다.

'장(腸) 비틀기 체조'로 배를 따끈따끈하게 한다

부모님의 장 상태는 배를 만져보면 알 수 있습니다. 만일 평소보다 차다면 장의 움직임이 둔해지고 있다는 신호입니다. 장의 작용을 좋게 하기 위해서는 배를 언제나 따뜻하게 해야 합니다. 그것을 위해서는 적절한 정도의 운동을 하시게 합시다. 간단한 것도 괜찮습니다.

저는 매일 아침 6시 25분부터 교육방송을 보면서 텔레비전 체조를 하고 있습니다. 「모두의 체조」와 「라디오 체조」를 10분간 합니다. 이것을 할 때와 하지 않을 때 배변 상태가 달라집니다. 장을 적절히 움직이므로 배의 움직임이 좋아집니다. 또 호흡을 중시하면서 몸을 움직이므로 뇌 속의 산소량도 올라갈 것입니다. 머리가 상쾌해지는 느낌이 듭니다. 이렇게 좋은 운동을 무료로 할 수 있는 데 하지 않는다면 아깝습니다.

또한 장의 기능을 좋게 하는 데는 '장 비틀기'라는 체조가 좋을 것입니다. 이것도 간단하므로 부모님께 가르쳐 드리십시오.

[장(腸) 비틀기 체조]

① 발끝을 정면을 향하게 하고 두 다리를 어깨너비로 벌린다. 두 팔을 양옆으로 벌리고 팔꿈치를 직각으로 굽히고 손을 가볍게 쥔다.
② 그 상태에서 숨을 뱉으면서 허리를 천천히 오른쪽으로 비튼다. 가능한 범위까지 비틀었으면 그 상태를 5초간 유지한다. 호흡은 멈추지 않는다.
③ 반대쪽도 같은 식으로 한다. 좌우 2~3세트를 반복한다.

이렇게 간단한 체조라면 집안일이나 직장 일을 하는 중간에, 혹은 텔레비전을 보면서도 할 수 있습니다. 혈액과 림프의 흐름 개선에도 도움이 되므로 장의 경직은 물론, 어깨 결림 개선에도 좋을 것입니다. 더불어 장을 차게 하지 않기 위해서는 복대도 권장합니다. 부디 다음 생신 때는 부모님께 복대를 선물해 드립시다.

장(腸) 비틀기 체조

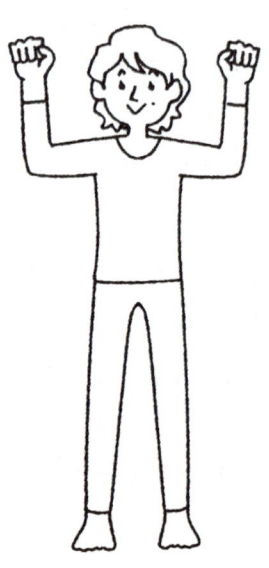

1. **다리를 벌리고 선다**
   발끝을 정면을 향하게 하고
   두 다리를 어깨너비로 벌리고
   팔꿈치를 직각으로 굽히고
   손을 가볍게 쥔다.

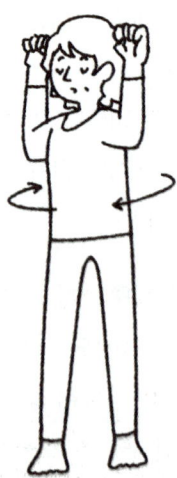

2. **허리를 비튼다**
   그 상태에서 숨을 뱉으면서
   허리를 천천히 오른쪽으로 비튼다.
   가능한 범위까지 비틀었으면
   그 상태를 5초간 유지한다.
   호흡은 멈추지 않는다.

반대쪽도 마찬가지로 비튼다

하루 2~3 세트

부모님께 "이제 연세 드셨으니까"라고 말해서는 안 된다!

'어른이란 나이 든 아이를 말한다. 연령이 쌓여도 자신이 나이를 먹었다고 느끼는 일은 없다. 대부분 자신이 지금 느끼는 것 이상의 것을 느끼지는 않을 것이다. 젊었을 때보다 조금 더 현명해지고 자신감을 가질 뿐이다. 지금까지의 인생에서 이 세상에 자신의 위치를 만들고 무엇이 중요한지를 배워 왔을 것이다. 성장하는 것을 두려워하지 마라. 오히려 즐겨라. 나이를 먹는 것은 아주 멋진 일이다.'

이 문장은 해외 블로그 'Marc and Angle Hack Life'에 게재된 '아버지로부터의 18가지 조언'의 한 부분입니다.

'아버지 어머니, 최근 연세 드셨네'라고 자녀가 느끼는 경우도 많을 것입니다. 부모님도 쇠약을 '나이 탓'이라고 할 것입니다. 하지만 마음속에서는 '나이를 먹었다'고 생각하지 않을 것입니다. 마음은 어린 시절 그대로 '더 인생을 즐기고 싶다'고 느끼고 있을 것입니다. 부모님의 그런 마음은 당신과 전혀 다르지 않습니다.

저는 80세를 맞이한 지금도 성장하기 위해 노력하고 그것을 즐기고 있습니다. 70세일 때에는 알지 못했던 것을 80세가 되어 이해할 수 있게 된 것도 있습니다. 많은 경험을 쌓고 감성을 닦는 일을 게을리 하지 않았기 때문에 지금이 있다고도 느끼고 있습니다.

그렇기 때문에 "부모님은 이제 연세 드셨으니까"라는 말은 결코 사용하지 말았으면 좋겠다고 생각합니다. 부모님의 성장을 자녀가 막아버리는 일을 해서는 안 됩니다.

호기심의 안테나를 펼치고 마음 설레는 일에 적극적으로 참가하는 부모님의 마음을 "역시 우리 부모님이야.", "인생을 즐기시는 모습이 존경스러워요."라는 말로 응원해 드리십시오.

아이돌을 쫓아다니는 여성일수록 건강하다는 것은 잘 알려진 사실입니다.

설레는 기분이 뇌와 신체를 젊게 만듭니다. 노래를 부르는 것도 좋은 일입니다. 젊었을 때 좋아했던 노래를 듣고 부르면 한순간에 마음을 청춘 시절로 되돌려 줍니다. 저도 집에서 노래방을 즐길 수 있는 환경을 마련해 부부가 함께 즐기고 있습니다.

모임에 참여해 많은 사람과 함께 노래하는 것도 마음을 젊게 만듭니다. '스타는 치매에 걸리지 않는다'고 하는데, 많은 사람의 시선을 받으면서 노래하기 위해서는 그 나름의 노력이 필요하기 때문입니다. 그런 노력이 뇌를 크게 자극하는 것입니다.

성장하는 것을 두려워하지 마라.
오히려 즐겨라.
나이를 먹는 것은 아주 멋진 일이다.

20대 시절의 환경을 재현하면 뇌가 젊어진다

겐유 소큐(玄侑宗久)가 쓴 『우회해서 가는 극락론』[아사히분코(朝日文庫)]에는 미국에서 수행된 흥미로운 연구가 게재되어 있습니다. 이 실험은 80세 이상인 사람 50명을 대상으로 실시했는데, 그 사람들의 20대 시절의 환경을 재현한 장소를 만들고 거기서 50일간 생활하게 한 것입니다.

20대 시절의 환경은 철저하게 재현되었습니다. 라디오를 켜면 60년 전의 프로그램이 흘러나오고, 텔레비전 화면도 60년 전과 같게 만들었습니다. 청춘을 구가하던 환경을 그대로 재현한 환경 속에서 그들은 하나의 공동체로 생활했습니다.

연구자들은 노화도를 측정하기 위해서 실험 전후의 피부 탄력을 측정했습니다. 피부 탄력이란 '피부의 팽팽함'입니다. 그 결과 무려 30퍼센트 이상의 사람이 20대의 피부 탄력으로 돌아갔습니다. 3명 중 1명의 고령자가 60세나 피부가 젊어진 것입니다.

'피부는 내장의 거울'이라고 흔히 말합니다. 위장의 상태는 피부에 나타나고 또한 뇌에 크게 영향을 미칩니다. 그렇다면 피부에는 뇌의 상태도 나타난다고 생각해도 좋을 것입니다. 겉모습이 젊은 사람은 뇌도 젊은 것입니다.

당신의 부모님이 20대 시절에 열중했던 것은 무엇인가요? 그 물건들로 방을 장식해 드리고, 젊은 시절에 자주 듣던 음악을 흐르게 하는 것으로도 뇌가 젊어지게 할 수 있습니다.

또한 심신을 젊게 유지하는 데는 성호르몬도 중요합니다. 성호르몬이라고 하면 생식 활동에 필요한 것이라고 생각하는 경향이 있지만, 고령이 된 후에는 심신을 젊게 유지하는 데 필수적인 호르몬입니다. 성호르몬의 재료는 고기와 달걀 등의 콜레스테롤입니다.

게다가 색깔로 성호르몬 분비를 촉진할 수 있다는 사실도 밝혀졌습니다. 남성호르몬은 투쟁심을 높이는 작용도 있는 데, 이것은 빨간색을 봄으로써 높아집니다. 저는 자신의 남성호르몬을 고갈시키지 않기 위해 빨간 팬티를 입고 있습니다. 한편 여성호르몬은 모성 호르몬인데, 분홍색을 생활에 도입함으로써 분비량을 늘릴 수 있다는 것이 밝혀졌습니다.

실제 분홍색을 기조로 한 방에서 1개월 생활한 여성은 파란색 방에서 생활한 여성보다 피부 연령이 젊어졌다는 실험 결과도 있습니다.

아버지에게는 빨간 팬티를, 어머니에게는 분홍색 속옷을 선물하십시오. 겉모습의 젊음도 뇌가 젊어지는 데 크게 도움이 됩니다.

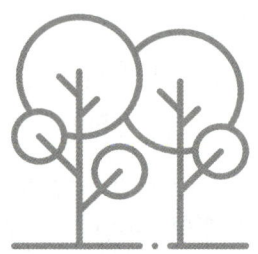

"피부는 내장의 거울"이라고 흔히 말합니다.
위장의 상태는 피부에 나타나고
또한 뇌에 크게 영향을 미칩니다.

제4장 부모님의 '마이 유산균'을 안다

> **부모님이 치매에
> 걸리지 않게
> 하는 방법
> ④**

◎ 식이섬유를 확실히 섭취해서 장(腸) 나이를 젊어지게 한다.

◎ '양배추 초절임'을 만들어 정기적으로 부모님 댁에 보내드리자.

◎ 균이 살아있는 된장을 부모님께 선물한다.

◎ 라디오 체조와 장(腸) 비틀기 체조로 장을 따뜻하게 한다.

◎ 부모님께서 20대 시절에 좋아했던 환경을 재현해 드린다.

◎ 남성은 빨간색을, 여성은 분홍색을 생활에 도입한다.

마치며

　제가 이 책의 원고를 다 쓴 지금, 세상은 신종 코로나바이러스의 확대로 엄청난 소동이 벌어지고 있습니다. 외출 및 사람과의 접촉이 제한되는 가운데 매일 절박한 상황에서 생활하고 있는 사람들이 있습니다.
　노인 돌봄을 하는 사람들입니다. 데이서비스 같은 것도 제한됨으로써 자택에서 대응할 수밖에 없기 때문에 미래가 보이지 않는 상황이 계속되어 피로를 축적하고 있습니다.
　외출이 제한되었을 때 고령자에게 심각한 문제가 되는 것이 치매 발병 및 증상 악화입니다. 자택에 틀어박혀 있어 뇌에 전달되는 자극이 줄면 뇌의 기능도 저하되기 때문에 고령자의 경우 치매가 일어나기 쉬워지는 것입니다.
　지금은 신종 코로나 바이러스의 유행이 전 세계의 주목을 모으고 있어 고령자의 치매 증가가 화제가 되는 일은 없습니다. 하지만 돌봄 현장에서는 어떻게 고령자의 치매 증가를 막으면 좋을지가 커다란 문제가 되고 있습니다. 이것을 무관심하게 지나쳐 버리면 신종 코로나바이러스의 유행이 끝난 뒤에 커다란 사회 문제가 될 것입니다.
　이것을 막기 위해 지금 할 수 있는 일이 있습니다. 가족이기 때문에, 자녀이기 때문에, 적극적으로 할 수 있는 것이 있습니다. 그 방법을 이 책에서 소개했습니다.
　더구나 이 책에서 소개한 식사 및 생활 방법에는 면역력을 높이는 작용이 있습니다. 면역력이 저하되어 신종 코로나로 인한 폐렴이 중증화되기 쉬운 부모님께 자녀가 해드릴 수 있는 일은 많습니다.
　그렇다고 해서 처음부터 모든 것을 실천하자고 생각하면 부담스럽게 느껴질 수도 있을 것입니다. 무엇부터 하면 좋을지 모르겠으면 아버지께는 빨간

마치며

팬티를, 어머니께는 분홍색 팬티를 선물하는 것부터 시작해도 좋을 것입니다.

"이렇게 화려한 팬티를 어떻게 입어?"

"화려한 게 치매를 막아 준대요."

하면서 부모와 자녀가 함께 "하하하" 웃어보면 어떨까요? 웃음은 면역력을 크게 활성화시킵니다. 힘들 때일수록 그리고 스트레스를 느낄 때일수록 웃을 수 있는 일을 열심히 찾아서 함께 웃어야 합니다.

더구나 웃음은 치매 예방에도 매우 좋습니다. 왜냐하면 '사회적 고립', '고독' 등도 치매의 위험인자이기 때문입니다. 부모와 자녀가 함께 웃을 수 있는 일을 만들어야 합니다. 그리고 자녀가 자신을 생각해서 여러 가지를 해주고 있다는 것을 부모님이 느끼게 해야 합니다. 그런 부모와 자녀의 커뮤니케이션이 부모님이 느끼시는 늙어 가는 불안과 쓸쓸함을 완화시켜 줍니다. 그런 기쁨이 부모님의 뇌를 활성화시켜 주는 것입니다.

그렇게 해서 아버지와 어머니는 자녀가 선물해 준 화려한 팬티를 입을 때 자신도 모르게 피식 웃게 될 것입니다. 또한 자녀가 보내준 보존식품 요리를 드실 때도 "기쁘네", "맛있네", "이건 맛이 별로네" 하면서 식사를 하실 것입니다. 이처럼 누군가를 생각하며 마음이 살짝 따뜻해질 때도 뇌 속의 혈류는 매우 많아지게 됩니다.

저는 뇌라는 것은 집과 비슷하다고 생각합니다. 집도 지은 지가 오래되면 파손되고 필요 없는 물건도 많이 쌓이게 됩니다. 뇌도 70년, 80년, 90년 동안 계속 사용하면 쇠토하는 것은 당연합니다. 그런 과정에서 필요 없는 쓰레기가 쌓이는 것도 어쩔 수 없는 일일 것입니다.

하지만 집은 파손되기 전에 조금씩 수선해 가면 오랫동안 편안하게 생활할 수 있습니다. 최근에는 오래된 민가가 인기인데, 새로운 집에는 없는 오래된 정취를 가진 가치 있는 집으로 변화시켜 갈 수도 있습니다. 집안도 정리해서 더 이상 사용하지 않는 것은 과감히 버리고 지금의 자신에게 필요한 것으로만 둘러싸여 쾌적하게 생활할 수도 있습니다.

이것은 사람의 뇌도 마찬가지가 아닐까요?

오래 살아있으면 뇌의 기능이 나빠지는 것도 당연한 일입니다. 부모님의 쇠약을 보는 것은 자녀에게 견딜 수 없는 일일지도 모릅니다. 하지만 그것을 부정하지 말고 일단은 받아들이고 함께 뇌를 수선하고 정리해 가면 새로운 부모님의 매력을 발견할 수도 있을지 모릅니다.

'지금, 지금, 지금이라고 말하는 사이에 지금은 없고, 지금이라고 하는 사이에 지금은 지나간다.'

이것은 도가(道歌)라고 하는, 불교와 심학의 정신을 노래한 유명한 교훈가(歌)입니다. 이 노래에 표현되어 있듯이 '지금'은 결코 멈춰 있지 않고 이 순간에도 쏜살같이 지나가 버립니다. 따라서 우리의 세계에는 '과거'는 존재하지 않고 '지금'이라는, 각자가 의미를 부여한 해석이 있을 뿐입니다.

즉 우리가 지금과 마주해 '지금, 여기'에 충실하다면 그것으로 만족할 수 있고, 지금이 행복하다면 인생 그 자체가 행복하다고 할 수 있는 것입니다. '지금'이 불행하다고 느껴져도 지금과 마주해 거기에서 작은 행복을 찾아내려는 기분을 잊지 않는다면 '행복하다'고 느낄 수 있는 '지금'이 머지않아 찾아옵니다. '지금'은 변해 가는 것이기 때문입니다.

부모님의 행복도 자녀의 행복도 모두 '지금'에 있습니다. 비록 과거에 부모와 자녀 사이에 여러 가지 일이 있었다고 하더라도 '지금'이 좋다면 그것으로 만족하고 흘려보낼 수도 있습니다. '지금'을 소중하게 생각하기 때문에 노화되어 가는 부모님께 보다 정감있게 대하는 것도 가능할 것입니다.

부모님의 치매를 막기 위해서 '지금' 당신이 할 수 있는 일을 실천하십시오. 그 지금을 축적해 가면 부모와 자녀가 '지금' 누리고 있는 화목하고 행복한 생활이 미래에도 계속되어 갈 것입니다.

2020년 2월 5일

후지타 고이치로(藤田紘一郎)

도서출판 정다와 출간 리스트

https://jungdawabook.wixsite.com/dmbook

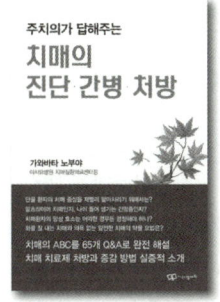

주치의가 답해주는 치매의 진단 · 간병 · 처방
가와바타 노부야 | 445p | 27,000원

치매를 전문으로 하는 의사가 일반 의사들에게 치매의 올바른 진단과 처방에 대한 지식을 65개의 Q&A를 통해 설명하는 가장 정확하고 이해하기 쉽게 해설한 책이다. 특히 치매 환자의 증상을 재빨리 알아차리는 방법, 알츠하이머 치매인지, 나이가 들어 생기는 건망증인지 구분하는 법, 그리고 화를 잘 내는 치매와 의욕 없이 얌전한 치매의 약물요법 등 의사뿐만 아니라 상담약사, 환자가족 모두가 읽어야 할 필독서이다.

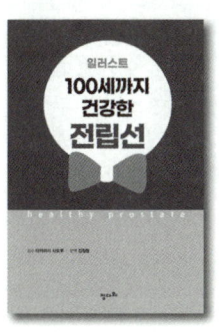

일러스트 100세까지 건강한 전립선
타카하시 사토루 | 172p | 15,000원

전립선비대증과 전립선암은 중노년 남성을 괴롭히는 성가신 질병이다. 하지만 증상이 있어도 수치심에서, 혹은 나이 탓일 거라는 체념에서 진찰 받는 것을 주저하는 환자가 적지 않다. "환자가 자신의 질병을 바르게 이해하고, 적절한 치료를 받기 위해서 필요한 정보를 알기 쉽게 전달" 해주기 위한 목적으로 만든 책이다.

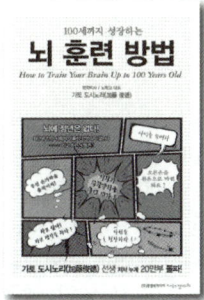

100세까지 성장하는 뇌 훈련 방법
가토 도시노리 | 241p | 15,000원

1만 명 이상의 뇌 MRI를 진단한 일본 최고 뇌 전문의사 가토 도시노리(加藤俊德)가 집필한 '100세까지 성장하는 뇌 훈련 방법'은 뇌 성장을 위해 혼자서도 실천할 수 있는 25가지 훈련 방법을 그림과 함께 상세히 설명하고 있다.

이 책에서는 "사람의 뇌가 100세까지 성장할 수 있을까?"에 대한 명쾌한 해답을 주기 위하여 중장년 이후에도 일상적인 생활 속에서 뇌를 훈련하여 성장시킬 수 있는 비결을 소개하고 있다. 또 집중이 잘 안 되고, 건망증이 심해지는 등 여러 가지 상황별 고민을 해소하기 위한 뇌 트레이닝 방법도 간단한 그림을 통해 안내하고 있어 누구나 쉽게 실천해 나갈 수 있다.

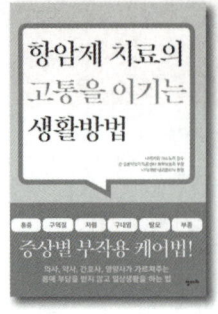

항암제 치료의 고통을 이기는 생활방법

나카가와 야스노리 | 236p | 15,000원

항암제의 발전에 따라 외래에서 암 치료하는 것이 당연한 시대가 되었다. 일을 하면서 치료를 계속하는 사람도 늘고 있다. 그러한 상황에서 약제의 부작용을 어떻게 극복할 것인가는 매우 중요한 문제이다. 이 책은 암 화학요법의 부작용과 셀프케어에 관한 이해를 높이고 암 환자들에게 생활의 질을 유지하면서 치료를 받는 데 도움을 줄 것이다.

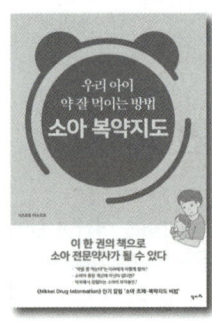

우리 아이 약 잘 먹이는 방법 소아 복약지도

마츠모토 야스히로 | 338p | 25,000원

이 책은 소아 조제의 특징, 가장 까다로운 소아약 용량, 보호자를 힘들게 하는 영유아 약 먹이는 법, 다양한 제형과 약제별 복약지도 포인트를 정리하였다. 또한 보호자가 걱정하는 소아약 부작용, 임신·수유 중 약 상담 대응에 대해서도 알기 쉽게 설명해 준다. 특히 책의 끝부분에 소개된 43가지의 '도움이 되는 환자 지도 용지'는 소아복약지도의 핵심이라고 할 수 있다.

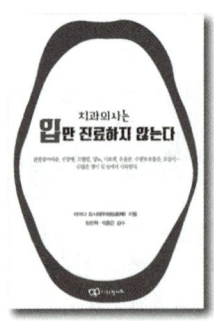

치과의사는 입만 진료하지 않는다

아이다 요시테루 | 176p | 15,000원

이 책의 핵심은 치과와 의과의 연계 치료가 필요하다는 것이다. 비록 일본의 경우지만 우리나라에도 중요한 실마리를 제공해 주는 내용들로 가득하다. 의과와 치과의 연계가 왜 필요한가? 저자는 말한다. 인간의 장기는 하나로 연결되어 있고 그 시작은 입이기 때문에 의사도 입안을 진료할 필요가 있고, 치과의사도 전신의 상태를 알지 못하면 병의 뿌리를 뽑는 것이 불가능 하다고. 저자는 더불어 치과의료를 단순히 충치와 치주병을 치료하는 것으로 받아들이지 않고, 구강 건강을 통한 전신 건강을 생각하는 메디코 덴탈 사이언스(의학적 치학부) 이념을 주장한다.

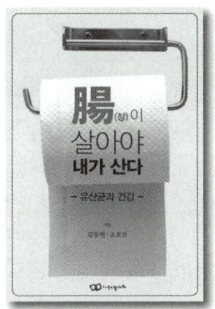

腸(장)이 살아야 내가 산다 –유산균과 건강–

김동현 · 조호연 | 192p | 15,000원

이 책은 지난 30년간 유산균에 대해 연구하여 국내 최고의 유산균 권위자로 잘 알려진 경희대학교 약학대학 김동현 교수와 유산균 연구개발에 주력해온 CTC 바이오 조호연 대표가 유산균의 인체 작용과 효능효과를 제대로 알려 소비자들이 올바로 이용할 수 있도록 하기 위해 집필한 것으로써, 장과 관련된 환자와 자주 접촉하는 의사나 약사 간호사 등 전문인 들이 알아두면 환자 상담에 크게 도움을 줄 수 있는 내용들이 많다.

부록으로 제공된 유산균 복용 다섯 가지 사례에서는 성별, 연령별, 질병별로 예를 들고 있어 우리들이 직접 체험해보지 못한 경험을 대신 체득할 수 있도록 도와주고 있다.

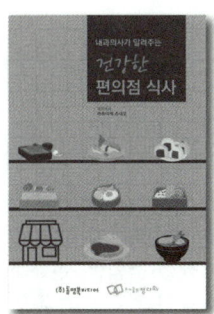

내과의사가 알려주는 건강한 편의점 식사

마츠이케 츠네오 | 152p | 15,000원

편의점 음식에 대한 이미지를 단번에 바꾸어주는 책이다. 이 책은 식품에 대한 정확한 정보를 제공함으로써 좋은 음식을 골라먹을 수 있게 해주고 간단하게 건강식으로 바꾸는 방법을 가르쳐준다. 내과의사이자 장 권위자인 저자 마츠이케 츠네오는 현재 먹고 있는 편의점 음식에 무엇을 추가하면 더 좋아지는지, 혹은 어떤 음식의 일부를 빼면 더 좋은지 알려준다. 장의 부담이나 체중을 신경쓴다면 원컵(One-cup)법으로 에너지양과 식물섬유량을 시각화시킬 수 있는 방법을 이용할 수 있다.

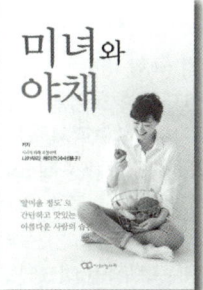

미녀와 야채

나카무라 케이코 | 208p | 13,000원

'미녀와 야채'는 일본 유명 여배우이자 시니어 야채 소믈리에인 나카무라 케이코(中村慧子)가 연구한 7가지 다이어트 비법이 축약된 건강 다이어트 바이블이다.

나카무라 케이코는 색깔 야채 속에 숨겨진 영양분을 분석하여 좋은 야채를 선별하는 방법을 제시하였으며, 야채를 먹는 방법에 따라 미와 건강을 동시에 획득할 수 있는 비법들을 이해하기 쉽게 풀어썼다.

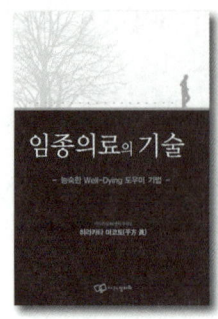

임종의료의 기술

히라카타 마코토 | 212p | 15,000원

임상의사로 20년간 1,500명이 넘는 환자들의 임종을 지켜본 저자 히라가타 마코토(平方 眞)에 의해 저술된 이 책은 크게 세 파트로 나뉘어져 있다. 첫 파트인 '왜 지금, 임종의료 기술이 필요한가'에서는 다사사회(多死社會)의 도래와 임종의료에 관한 의료인의 행동수칙을 소개하였고, 두 번째 파트에서는 이상적인 죽음의 형태인 '노쇠(老衰)'를 다루는 한편 노쇠와 다른 경로로 죽음에 이르는 패턴도 소개하였다. 그리고 세 번째 파트에서는 저자의 경험을 바탕으로 환자와 가족들에게 병세를 이해시키고 설명하는 방법 등을 다루고 있다. 뿐만 아니라 부록을 별첨하여 저자가 실제로 경험한 임상사례를 기재하였다.

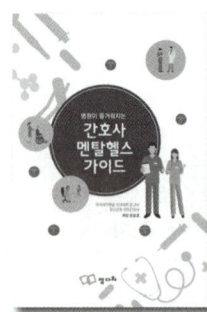

병원이 즐거워지는 간호사 멘탈헬스 가이드

부요 모모코 | 170p | 15,000원

현장의 간호사들의 업무에는 특수성이 있다. 업무 중 긴장을 강요당하는 경우가 많은 것과 감정노동인 것, 그리고 사람의 목숨을 다루는 책임이 무거운 것 등 업무의 질이 스트레스를 동반하기 쉽다는 점이다. 이 책은 이러한 업무를 수행하는 간호사들을 지원할 수 있는 특화된 내용을 담았다. 간호사의 멘탈헬스를 지키기 위해 평소 무엇을 해야 할지, 멘탈헬스가 좋지 않은 사람에게 어떻게 관여하면 좋은지를 소개한다. 저자가 현장에서 직접 경험한 것을 바탕으로 제시한 대응법이라 어떤 것보다 높은 효과를 기대할 수 있을 것이다.

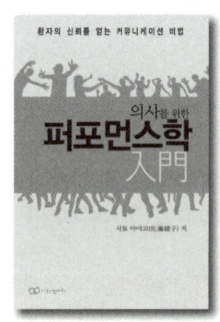

환자의 신뢰를 얻는 의사를 위한 퍼포먼스학 입문

사토 아야코 | 192p | 12,000원

환자의 신뢰를 얻는 퍼포먼스는 의·약사 누구나 갖춰야 할 기본 매너이다. 이 책은 일본대학예술학부교수이자 국제 퍼포먼스연구 대표 사토 아야코씨가 〈닛케이 메디컬〉에 연재하여 호평을 받은 '의사를 위한 퍼포먼스학 입문'을 베이스로 구성된 책으로서, 의사가 진찰실에서 환자를 상담할 때 반드시 필요한 구체적인 테크닉을 다루고 있다. 진찰실에서 전개되는 다양한 케이스를 통해 환자의 신뢰를 얻기 위한 태도, 표정, 말투, 환자의 이야기를 듣는 방법과 맞장구 치는 기술 등 '메디컬 퍼포먼스'의 구체적인 테크닉을 배워볼 수 있다.

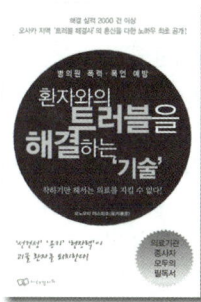

환자와의 트러블을 해결하는 '기술'

오노우치 야스히코 | 231p | 15,000원

이 책은 일본 오사카지역에서 연간 400건 이상 병의원 트러블을 해결해 '트러블 해결사'로 불리는 오사카의사협회 사무국 직원 오노우치 야스코에 의해 서술되었다.

저자는 소위 '몬스터 페이션트'로 불리는 괴물 환자를 퇴치하기 위해서는 '선경성' '용기' '현장력' 등 3대 요소를 갖춰야 한다고 강조한다. 특히 저자가 직접 겪은 32가지 유형을 통해 해결 과정을 생생히 전달하고 있으며, 트러블을 해결하기 위해 지켜야 할 12가지 원칙과 해결의 기술 10가지를 중심으로 보건 의료계 종사자들이 언제든지 바로 실무에 활용할 수 기술을 제시하고 있다.

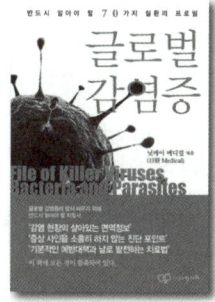

글로벌 감염증

닛케이 메디컬 | 380p | 15,000원

'글로벌 감염증'은 일본경제신문 닛케이 메디컬에서 발간한 책을 도서출판 정다와에서 번역 출간한 것으로서 70가지 감염증에 대한 자료를 함축하고 있다. 이 책은 기존 학술서적으로서만 출판되던 감염증에 대한 정보를 어느 누가 읽어도 쉽게 이해할 수 있도록 다양한 사례 중심으로 서술했으며, 감염증별 병원체, 치사율, 감염력, 감염경로, 잠복기간, 주요 서식지, 증상, 치료법 등을 서두에 요약해 한 눈에 이해할 수 있게 했다.

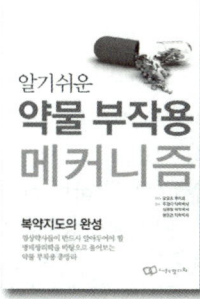

알기 쉬운 약물 부작용 메커니즘

오오츠 후미코 | 304p | 22,000원

"지금 환자들이 호소하는 증상, 혹시 약물에 따른 부작용이 아닐까?"

이 책은 환자가 호소하는 49개 부작용 증상을 10개의 챕터별로 정리하고, 각 장마다 해당 사례와 함께 표적장기에 대한 병태생리를 설명함으로써 부작용의 원인을 찾아가는 방식을 보여주고 있다. 또 각 장마다 부작용으로 해당 증상이 나타날 수 있는 메커니즘을 한 장의 일러스트로 정리함으로써 임상 약사들의 이해를 최대한 돕고 있다.

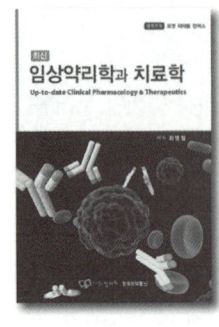

최신 임상약리학과 치료학

최병철 | 본책 328p | 부록 224p | 47,000원

이 책은 2010년 이후 국내 및 해외에서 소개된 신약들을 위주로 약물에 대한 임상약리학과 치료학을 압축 정리하여 소개한 책이다. 책의 전반적인 내용은 크게 질병에 대한 이해, 약물치료 및 치료약제에 대해 설명하고 있다. 31개의 질병을 중심으로 약제 및 병리 기전을 이해하기 쉽도록 해설한 그림과 약제간의 비교 가이드라인을 간단명료하게 표로 정리한 Table 등 150여 개의 그림과 도표로 구성되어 있다. 또 최근 이슈로 떠오르고 있는 '치료용 항체'와 '소분자 표적 치료제'에 대해 각 31개로 특집으로 구성했다. 부록으로 제작된 '포켓 의약품 인덱스'는 현재 국내에 소개되어 있는 전문의약품을 21개 계통별로 분류, 총 1,800여 품목의 핵심 의약품이 수록되어 있다.

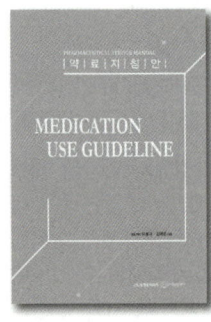

약료지침안

유봉규 | 406p | 27,000원

'약료지침안'은 의사의 '진료지침'과 똑같이 약사가 실천하는 복약지도 및 환자 토털 케어에 가이드라인 역할을 할 수 있는 국내 최초의 지침서이다.

이 책은 갑상선 기능 저하증, 고혈압, 녹내장, 당뇨병 등 약국에서 가장 많이 접하는 질환 18가지를 가나다순으로 정리하였으며, 각 질환에 대해서도 정의, 분류, 약료(약료의 목표, 일반적 접근방법, 비약물요법, 전문의약품, 한방제제, 상황별 약료), 결론 등으로 나눠 모든 부분을 간단명료하게 설명하고 있다.

특히 상황별 약료에서는 그 질환과 병행하여 나타나는 증상들을 빠짐없이 수록하고 있다. 예를 들어 고혈압의 상황별 약료에서는 대사증후군, 당뇨병, 노인, 심장질환, 만성콩팥, 임신 등 관련 질병의 약료를 모두 해설하고 있는 것이다.

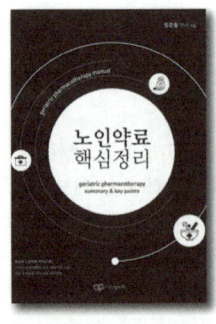

노인약료 핵심정리

엄준철 | 396p | 25,000원

국내에서 최초로 출간된 '노인약료 핵심정리'는 다중질환을 가지고 있는 노인들을 복약 상담함에 앞서 약물의 상호작용과 부작용 그리고 연쇄처방 패턴으로 인해 발생하는 다약제 복용을 바로 잡기 위해 출간 됐다. 한국에서 노인약료는 아직 시작 단계이기 때문에 미국, 캐나다, 호주, 영국 등 이미 노인약료의 기반이 잘 갖추어진 나라의 가이드라인을 참고 분석하였으며, 약사로서의 경험과 수많은 강의 경력을 가진 저자에 의해 우리나라의 실정에 맞게끔 필요한 정보만 간추려 쉽게 구성되었다.

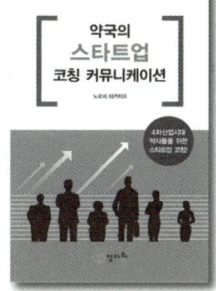

약국의 스타트업 코칭 커뮤니케이션

노로세 타카히코 | 200p | 15,000원

이 책에서 알려주는 '코칭'은 약국이 스타트업 할 수 있도록 보다 미래지향적이며 효율적인 소통법이다. 약국을 찾은 환자를 배려하면서 환자의 의지를 실현시켜주는 것이며, 환자가 인생의 주인공으로서 능력을 발휘하게 서포트 해주는 것이다. 따라서 코칭을 지속적으로 하게 되면 환자와 약사 사이에 신뢰감을 형성하면서 진정한 소통으로 인한 파급력을 얻게 된다.

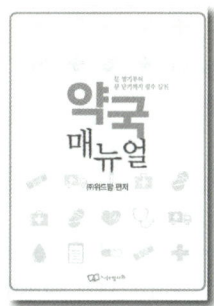

문 열기부터 문닫기까지 필수 실천 약국 매뉴얼

㈜위드팜 편저 | 248p | 23,000원

'약국매뉴얼'은 위드팜이 지난 14년 간 회원약국의 성공적인 운영을 위해 회원약사에게만 배포되어 오던 지침서를 최근 회원약사들과 함께 정리하여 집필한 것으로 개설약사는 물론 근무약사 및 약국 직원들에게도 반드시 필요한 실무지침서이다.

주요 내용은 약국 문 열기부터 문 닫기까지 각 파트의 직원들이 해야 할 업무 중심의 '약국운영매뉴얼', 고객이 약국 문을 들어섰을 때부터 문을 닫고 나갈 때까지 고객응대 과정에 관한 '약국고객만족서비스매뉴얼' 등으로 구성돼 있다.

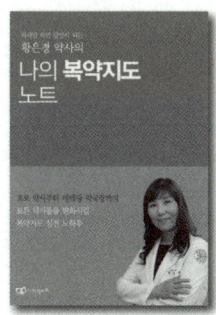

따라만 하면 달인이 되는
황은경 약사의 나의 복약지도 노트

황은경 | 259p | 19,000원

이 책은 2010년대 약사사회의 베스트셀러로 기록되고 있다. 개국약사가 약국에서 직접 경험하고 실천한 복약지도와 약국경영 노하우가 한권의 책에 집약됐다. 황은경 약사가 4년 동안 약국경영 전문저널 ㈜비즈엠디 한국의약통신 파머시 저널에 연재한 복약지도 노하우를 한권의 책으로 묶은 것이다.

· 환자 복약상담 및 고객서비스, 약국 관리 및 마케팅 분야에 대한 지식을 함축하고 있어 약국 성장의 기회를 잡을 수 있다.

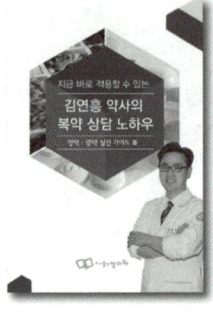

김연흥 약사의 복약 상담 노하우

김연흥 | 304p | 18,000원

이 책은 김연흥 약사가 다년간 약국 임상에서 경험하고 연구했던 양·한방 복약 상담 이론을 총 집대성 한 것으로, 질환 이해를 위한 필수 이론부터 전문적인 복약 상담 노하우까지, 더 나아가 약국 실무에 바로 적용시킬 수 있는 정보들을 다양한 사례 중심으로 함축 설명하고 있다. 세부 항목으로는 제1부 질환별 양약 이야기, 제2부 약제별 생약 이야기로 구성돼 있다.

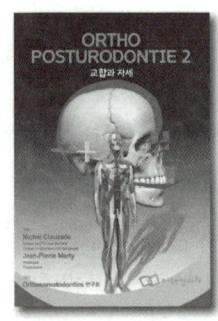

교합과 자세

Michel Clauzade · Jean-Pierre Marty | 212p | 120,000원

자세와 교합, 자세와 치아 사이의 관계를 의미하는 '자세치의학(Orthopo sturodontie)' 이라는 개념은 저자 미셀 클로자드와 장피에르 마티가 함께 연구하여 만든 개념으로써, 자세학에서 치아교합이 핵심적인 역할을 지니고 있다는 사실을 보여준다.
'교합과 자세'는 우리가 임상에서 자주 접하는 TMD 관련 증상들의 원인에 대해 생리학적 관점보다 더 관심을 기울여 자세와 치아에 관한 간단한 질문들, 즉 치아 및 하악계가 자세감각의 수용기로 간주될 수 있는 무엇인가? 두 개 하악계 장애가 자세의 장애로 이어질 수 있는 이유는 무엇인가?에 대한 질문들에 답을 내놓고 있다.

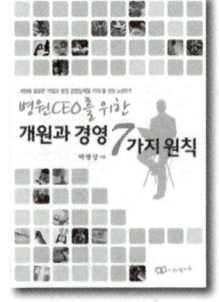

병원 CEO를 위한 개원과 경영 7가지 원칙

박병상 | 363p | 19,000원

'병원 CEO를 위한 개원과 경영 7가지 원칙'은 개원에 필요한 자질과 병원 경영 능력을 키워줄 현장 노하우를 담은 책이다.
이 책은 성공하는 병원 CEO를 위해 개원을 구상할 때부터 염두에 두어야 할 7가지 키워드를 중심으로 기술하였다.
가까운 미래에 병원CEO를 꿈꾸며 개원을 준비하는 의사들과 병원을 전문화하거나 규모 확장 등 병원을 성장시키고자 할 때 길잡이가 될 것이다.

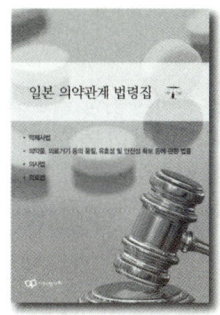

일본 의약관계 법령집

도서출판 정다와 | 368p | 30,000원

'일본 의약관련 법령집'은 국내 의약관련 업무에서 일본의 제도나 법률이 자주 인용, 참조되고 있음에도 불구하고 마땅한 자료가 없는 가운데 국내 최초로 출간되었다.
책의 구성은 크게 약제사법(藥劑師法), 의약품·의료기기 등의 품질·유효성 및 안전성 확보 등에 관한 법률(구 藥事法), 의사법(醫師法), 의료법(醫療法) 및 시행령, 시행규칙의 전문과 관련 서류 양식이 수록되어 있다.

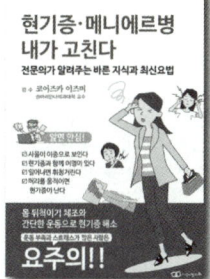

현기증·메니에르병 내가 고친다

코이즈카 이즈미 | 168p | 15,000원

이 책은 이러한 현기증과 메니에르병을 자기 스스로 운동과 생활 습관으로 치료할 수 있는 방법을 가르쳐주는 책이다. 이 책의 내용은 현기증 및 메니에르병의 셀프 체크에서부터 병이 일어나는 원인, 병의 작용 메커니즘, 그리고 병을 치료할 수 있는 운동법과 생활습관 개선 방법에 대해 평생 이 분야의 진료와 연구에 전념해 온 성마리안나의과대학 전문의 코이즈카 이즈미 교수가 바른 지식과 최신요법을 설명해주고 있다. 특히 이 책은 모든 내용이 한쪽은 설명, 한쪽은 일러스트 해설로 구성함으로써 누구나 쉽게 이해할 수 있도록 편집되어 있는 것이 특징이다.

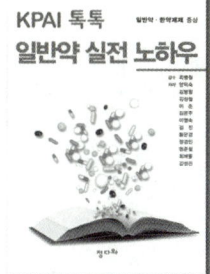

KPAI 톡톡 일반약 실전 노하우

양덕숙·김명철 등 12인/ 450p / 52,000원

이 책은 7,000여명의 약사가 공유하는 학술 임상 카톡방 커뮤니티 한국약사학술경영연구소(KPAI)에서 명강사로 활약하는 12인의 약사들이 공동 집필하였다. 일반약, 건강기능식품, 한약 등을 중심으로 소화기 질환과 약물, 인플루엔자와 감기약, 비타민과 미네랄 등 22가지의 질병별 챕터와 한약제제 기초이론 의약외품과 외용제제 등이 부록으로 실렸다.
각 챕터별로 약국에서 많이 경험하는 환자 에피소드를 넣었으며, 각 장기의 구조 설명, 생리학, 병태생리학 등 기초적인 지식 다음에 약물에 대한 이야기가 나오고, 마지막에는 원포인트 복약지도란을 만들어 환자와 바로 상담할 수 있도록 하였다.

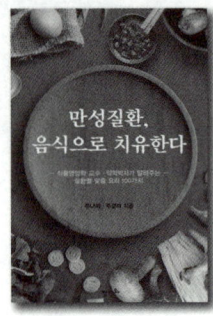

만성질환, 음식으로 치유한다
주나미 · 주경미 / 255p / 19,000원

100세 시대를 사는 우리에게 건강한 식생활 관리는 가장 필요하고, 중요한 숙제이다. 건강한 사람뿐 만 아니라 유병률이 높은 고혈압, 당뇨병, 이상지질혈증, 뇌질환, 뼈질환 등 5대 질병을 앓고 있거나 위험군에 있는 사람에게도 건강한 식생활은 가장 먼저 고려되어야 할 사항이다.

이 책은 식품영양학 교수와 약학박사가 각 질환의 핵심 포인트, 푸드테라피, 그리고 쉽게 해먹을 수 있는 레시피를 실물 사진을 통해 소개하고, 음식에 관한 일반적인 설명, 특정 재료에 대한 정보제공, 조리방법 팁을 첨가하였다.

출|간|예|정|도|서

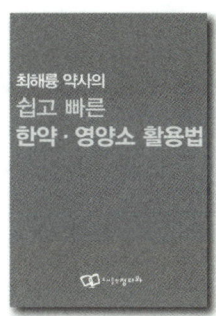

최해룡 약사의 쉽고 빠른 한약 · 영양소 활용법

최해룡 | 380p | 2022년 4월 출간 예정

이 책은 한국의약통신에 3년간 연재된 '최해룡 약사의 나의 복약지도 노트'를 한권의 책으로 엮은 것이다. 한약제제와 건강기능식품, 일반약을 중심으로 약국에서 환자들로부터 받을 수 있는 질문과 그에 대한 대처방안을 실었으며, 치험례의 경우 실제적인 약국 임상 사례를 들어서 설명을 하였다.

책의 구성은 건강 개선을 위한 주제별 약국 에피소드, 질환별 한약 제제, 약국 대처법, 주요 영양소의 특성 및 구분 점, OTC, 환자 상담사례 등으로 정리하여, 약국 약사들의 학술에 부족함이 없음은 물론, 약국 임상 실전에서 쉽게 적용이 가능하도록 하였다.

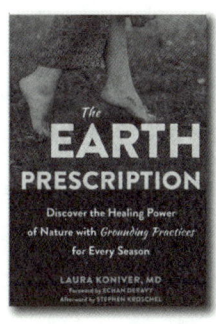

지구 처방전

로라 코니버 | 280p | 2022년 4월 출간 예정

지구 처방전(earth prescription)은 미국의 의사 로라 코니버가 사람이 맨발로 땅을 밟음으로써 지구에서 제공하는 전도성 있는 치료약으로 육체적, 정신적, 영적으로 활력을 흐르게 하는 실체적이고 구체적인 방법을 과학적 근거를 통해 제공하는 책이다.

이 책은 봄, 여름, 가을, 겨울 사계절에 맨발로 걷기, 땅 밟으며 운동하기, 계절별 작물 수확하기, 밤하늘 보기, 동물을 통해 접지하기 등 다양한 접지를 통해 일어나는 효과를 여러 가지 증거에 기초해서 자세히 설명해줌으로써 누구나 실제적인 체험을 실천할 수 있게 해준다.

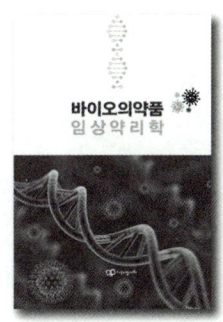

바이오의약품 임상약리학

최병철 | 450p | 2022년 4월 출간 예정

최근 암, 면역질환, 희귀난치성질환 및 각종 만성질환의 치료에서 합성의약품은 한계에 도달했다. 이를 극복하기 위해 바이오의약품(생물의약품)의 많은 연구 · 개발이 더욱 중요해지고 있는 실정이다.

이 책은 다른 책들과는 달리 임상약리학을 중심에 두고 바이오의약품을 14가지로 구분하여, 각 PART 별로 해당 약제에 관한 전반적인 이해, 약리 기전, 주요 약제의 특성, 현재 국내에 승인되어 있는 약제 현황 등으로 구성하였으며, '하이라이트'에는 최근 연구되고 있는 신약 관련 내용을 소개하였다.

후지타 코이치로(藤田紘一郎)

1939년 만주에서 출생. 도쿄의과치과대학 졸업. 도쿄대학 의학계 대학원 수료. 의학박사. 미국 텍사스대학 유학 후 가나자와의과대학 교수, 나가사키대학 교수, 도쿄의과치과대학 교수를 거쳐, 도쿄의과치과대학 명예교수. 전공은 기생충학, 열대의학, 감염면역학. 1983년 기생충 체내의 알레르겐 발견으로 일본기생충학회 고이즈미상(小泉賞) 수상. 2000년 성인 T세포 백혈병 바이러스 전염 경로 등의 연구로 일본문화진흥회·사회문화공로상, 국제문화영예상 수상. 저서에 『웃는 회충』(고단샤), 『장내(腸內) 혁명』(카이류샤), 『장(腸)을 망치는 습관, 튼튼하게 하는 습관』(와니북스), 『똥보균 격퇴! 보존 음식 레시피』, 『건강한 채로 장수하고 싶다면 '장(腸)에 좋은 것'만 하라!』, 『내가 당질 제한에서 리바운드도, 좌절도 하지 않은 이유』(이상, 후소샤) 등이 있다.

부모님께 챙겨드리는
놀라운 치매 예방 식사를 바꾸면 된다

초판 1쇄 인쇄 2022년 3월 25일
초판 1쇄 발행 2022년 3월 30일

지은이	후지타 코이치로
번역자	김철용·정동명
발행인	정동명
디자인	서재선
교 정	박한솔
인쇄소	천일인쇄사

(주)동명북미디어 도서출판 정다와

주 소	경기도 과천시 뒷골1로 6 용마라이프 B동 2층
전 화	02) 3481-6801
홈페이지	www.binews.co.kr

출판신고번호 | 2008-000161
ISBN | 978-89-6991-035-6
정가 14,000원

이 책의 한국어판 번역권은 KCC(Korea Copyright Center Inc.)를 통해 Fusosha Publishing Inc.와 독점 계약한 (주)동명북미디어에 있습니다. 저작권법에 의하여 한국 내에서 보호를 받는 저작물이므로 무단 전재와 복제를 금합니다.

OYAWO BOKESASENAI TAMENI, IMA DEKIRU HOUHOU by Koichiro Fujita
Copyright ⓒ Koichiro Fujita 2020
All rights reserved.
Original Japanese edition published by Fusosha Publishing Inc.

Korean translation copyright ⓒ 2022 by JUNGDAWA
This Korean edition published by arrangement with Fusosha Publishing Inc.
through HonnoKizuna, Inc, Tokyo, and Korea Copyright Center Inc., Seoul

※잘못된 책은 구입하신 서점에서 바꾸어 드립니다.